BestMasters

Mit „**BestMasters**" zeichnet Springer die besten Masterarbeiten aus, die an renommierten Hochschulen in Deutschland, Österreich und der Schweiz entstanden sind. Die mit Höchstnote ausgezeichneten Arbeiten wurden durch Gutachter zur Veröffentlichung empfohlen und behandeln aktuelle Themen aus unterschiedlichen Fachgebieten der Naturwissenschaften, Psychologie, Technik und Wirtschaftswissenschaften. Die Reihe wendet sich an Praktiker und Wissenschaftler gleichermaßen und soll insbesondere auch Nachwuchswissenschaftlern Orientierung geben.

Springer awards **"BestMasters"** to the best master's theses which have been completed at renowned Universities in Germany, Austria, and Switzerland. The studies received highest marks and were recommended for publication by supervisors. They address current issues from various fields of research in natural sciences, psychology, technology, and economics. The series addresses practitioners as well as scientists and, in particular, offers guidance for early stage researchers.

Anja Feist

Zusammenarbeit von Advanced Practice Nurses und Pflegefachpersonen im Kontext geriatrischer Versorgung

Eine qualitative Studie

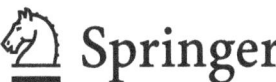 Springer

Anja Feist
Institut für Pflegewissenschaft
Albert-Ludwigs-Universität Freiburg
Freiburg, Deutschland

Diese Masterarbeit wurde 2024 an der Albert-Ludwigs-Universität Freiburg an der Medizinischen Fakultät, Institut für Pflegewissenschaft zum Abschluss des Masterstudiums Pflegewissenschaft eingereicht und von Frau Larissa Forster (M.A.) und Frau Prof. Christiane Knecht (Ph.D.) betreut.

ISSN 2625-3577　　　　　　　ISSN 2625-3615　(electronic)
BestMasters
ISBN 978-3-658-46578-0　　　ISBN 978-3-658-46579-7　(eBook)
https://doi.org/10.1007/978-3-658-46579-7

Die Deutsche Nationalbibliothek verzeichnet diese Publikation in der Deutschen Nationalbibliografie; detaillierte bibliografische Daten sind im Internet über https://portal.dnb.de abrufbar.

© Der/die Herausgeber bzw. der/die Autor(en), exklusiv lizenziert an Springer Fachmedien Wiesbaden GmbH, ein Teil von Springer Nature 2024

Das Werk einschließlich aller seiner Teile ist urheberrechtlich geschützt. Jede Verwertung, die nicht ausdrücklich vom Urheberrechtsgesetz zugelassen ist, bedarf der vorherigen Zustimmung des Verlags. Das gilt insbesondere für Vervielfältigungen, Bearbeitungen, Übersetzungen, Mikroverfilmungen und die Einspeicherung und Verarbeitung in elektronischen Systemen.
Die Wiedergabe von allgemein beschreibenden Bezeichnungen, Marken, Unternehmensnamen etc. in diesem Werk bedeutet nicht, dass diese frei durch jede Person benutzt werden dürfen. Die Berechtigung zur Benutzung unterliegt, auch ohne gesonderten Hinweis hierzu, den Regeln des Markenrechts. Die Rechte des/der jeweiligen Zeicheninhaber*in sind zu beachten.
Der Verlag, die Autor*innen und die Herausgeber*innen gehen davon aus, dass die Angaben und Informationen in diesem Werk zum Zeitpunkt der Veröffentlichung vollständig und korrekt sind. Weder der Verlag noch die Autor*innen oder die Herausgeber*innen übernehmen, ausdrücklich oder implizit, Gewähr für den Inhalt des Werkes, etwaige Fehler oder Äußerungen. Der Verlag bleibt im Hinblick auf geografische Zuordnungen und Gebietsbezeichnungen in veröffentlichten Karten und Institutionsadressen neutral.

Planung/Lektorat: Renate Scheddin
Springer ist ein Imprint der eingetragenen Gesellschaft Springer Fachmedien Wiesbaden GmbH und ist ein Teil von Springer Nature.
Die Anschrift der Gesellschaft ist: Abraham-Lincoln-Str. 46, 65189 Wiesbaden, Germany

Wenn Sie dieses Produkt entsorgen, geben Sie das Papier bitte zum Recycling.

Geleitwort

In Zeiten in denen sich das Gesundheitssystem aufgrund der zunehmenden Komplexität von Patient:innen und pflegebedürftigen Menschen mit stetig steigenden Qualifizierungsanforderungen konfrontiert sieht, gewinnt das Konzept Advanced Nursing Practice zunehmend an Bedeutung. Das Konzept der erweiterten Pflegepraxis beschreibt hochqualifiziertes auf Masterniveau ausgebildetes Pflegefachpersonal, welches durch spezialisierte Aus- und Weiterbildung sowie erweiterte Kompetenzen eine zentrale Rolle in der Versorgung von Patient:innen übernimmt. Insbesondere die demographische Entwicklung, die zunehmende Multimorbidität der Bevölkerung und der Mangel an medizinisch-pflegerischem Fachpersonal stellen drängende Herausforderungen dar, bei denen die Rolle der Advanced Practice Nurses zunehmend bedeutsamer wird.

Die Autorin dieses Buches setzt sich im Rahmen ihrer Masterarbeit mit der Zusammenarbeit zwischen Advanced Practice Nurses und Pflegefachpersonen auseinander. Das Ziel war es, die Zusammenarbeit zwischen Pflegefachpersonen mit verschiedenen Qualifikationen innerhalb der Profession Pflege zu untersuchen. Das erfolgte am Beispiel der Perspektive von Advanced Practice Nurses in der Versorgung von geriartrischen Patient*innen in deutschen Krankenhäusern. Ein weiterer wichtiger Aspekt war es Strategien für eine gelingende Zusammenarbeit zwischen Advanced Practice Nurses und Pflegefachpersonen der Bereichspflege zu analysieren. Hierfür wurde die Grounded Theory Methodologie angewendet.

Die Grounded Theory Methodologie ist eine qualitative Forschungsmethode, die darauf abzielt, theoretische Zusammenhänge aus den erhobenen Daten zu entwickeln und ermöglicht, komplexe soziale Phänomene zu verstehen. In der Pflegeforschung ist die Grounded Theory Methodologie von besonderer Bedeutung, da sie pflegerische Erfahrungen und Prozesse detailliert und praxisnah beschreiben kann. Dies hilft, pflegerische Handlungsweisen besser zu verstehen und neue Ansätze für die Pflegepraxis zu entwickeln. Darüber hinaus fördert sie die Entwicklung von Theorien, die auf die spezifischen Bedürfnisse von Pflegefachpersonen und Patient*innen zugeschnitten sind.

Dieses Buch bietet für interessierte Lesende eine hervorragende Grundlage, um zu verstehen, wie die Zusammenarbeit mit Pflegefachpersonen der Bereichspflege aus der Perspektive von Advanced Practice Nurses gelingen kann und auf welche Strategien diese dafür zurückgreifen.

Larissa Forster
(M.A.)

Prof. Christiane Knecht
(Ph.D.)

Danksagung

Ich möchte mich herzlich bei meiner Erstbetreuerin Frau Larissa Forster sowie bei Frau Prof. Dr. Christiane Knecht zur Übernahme der Zweitbetreuung bedanken.

Ein besonderer Dank gilt den Advanced Practice Nurses, die großes Interesse an der Befragung gezeigt und sich trotz der beschriebenen Herausforderungen in ihrem Alltag Zeit für die Interviews genommen haben.

Weiterhin möchte ich mich von Herzen bei meiner Familie bedanken und bei jedem Einzelnen, der mich in diesem Prozess unterstützt hat.

DANKE!

Zusammenfassung

Hintergrund: Bedingt durch den demographischen Wandel, sowie einer Zunahme chronischer Erkrankungen, steigt der Anteil älterer, komplex zu versorgender Patient:innen in deutschen Krankenhäusern. Zur Unterstützung deren Versorgung wird die Entwicklung und Einführung neuer Konzepte wie des patient:innenzentrierten, evidenzbasierten, internationalen Ansatzes Advanced Practice Nursing (APN) notwendig. Die Implementierung in deutschen Krankenhäusern ist vergleichsweise jung und führt daher oft zu Rollenunklarheiten. Zusammenarbeiten wird als eine wichtige Kernkompetenz einer APN beschrieben. Gleichzeitig konnte eine Forschungslücke zur intraprofessionellen Zusammenarbeit identifiziert werden.

Ziele: Das Ziel der Forschungsarbeit ist der Erkenntnisgewinn über das Erleben intradisziplinärer Zusammenarbeit, aus der Perspektive einer APN, sowie die Identifikation individuell angewendeter Strategien. Dabei steht die Versorgung geriatrischer Patient:innen in deutschen Krankenhäusern im Fokus.

Methode: Es wurde ein qualitativer Forschungsansatz in Anlehnung an die Grounded Theory Methodologie nach Strauss und Corbin gewählt. Die Datenerhebung wurde mittels halbstandardisierten Onlineinterviews mit APNs (n = 7) im Setting deutscher Krankenhäuser mit Bezug zur geriatrischen Patient:innenversorgung durchgeführt.

Ergebnisse: Advanced Practice Nurses erleben das zentrale Phänomen *Zwischen Vorbehalt und Akzeptanz – Einen Prozess beruflicher Identitätsfindung ausbalancieren*. Vorbehalte dominieren anfänglich die Zusammenarbeit. Um Akzeptanz innerhalb der eigenen Berufsgruppe zu entwickeln, wurden drei Strategie- und

Handlungsprozesse identifiziert: *Kommunikativ alle ins Boot holen, Voraussetzungen für die Zusammenarbeit schaffen und eine Beziehung aufbauen,* sowie *eine Vermittlerrolle einnehmen und die geriatrische Versorgung koordinieren.* Auf der Grundlage von gegenseitiger Akzeptanz ist gegenseitige Entlastung, sowie die Entwicklung von Professionalität möglich. Eine wirksame intraprofessionelle Zusammenarbeit kann sich zusätzlich auf die Qualität interprofessioneller Zusammenarbeit auswirken und einen wichtigen Beitrag zur Verbesserung der Versorgungsqualität geriatrischer Patient:innen im Krankenhaus leisten.

Zusammenfassung: Ein gemeinsames berufliches Identitätsverständnis innerhalb der Profession Pflege kann sich positiv auf die intraprofessionelle, sowie die interprofessionelle Zusammenarbeit auswirken. Weitere Forschung zum Thema ist notwendig, um die Integration der APNs gezielt unterstützen zu können.

Inhaltsverzeichnis

1	**Einleitung**	1
2	**Hintergrund**	3
	2.1 Problemdarstellung	3
	2.2 Advanced Practice Nursing	5
	2.3 Rollenentwicklung	7
	2.4 Kernkompetenz Zusammenarbeit (Collaboration)	7
	2.5 Fragestellung und Zielsetzung	10
3	**Methodisches Vorgehen**	11
	3.1 Forschungsdesign	11
	3.2 Theoretische Sensibilität	12
	3.3 Rekrutierung und Sample	13
	3.4 Datenerhebung	17
	3.4.1 Methoden der Datenerhebung	17
	3.5 Verfahren der Datenauswertung	18
	3.5.1 Datenaufbereitung	18
	3.5.2 Datenanalyse	19
	3.6 Gütekriterien	22
	3.7 Forschungsethische und rechtliche Überlegungen	22
	3.7.1 Forschungsethische Überlegungen	23
	3.7.2 Rechtliche Aspekte zum Datenschutz	23
4	**Empirische Ergebnisse**	25
	4.1 Handlungsprozessmodell	25
	4.2 Zentrales Phänomen	30
	4.3 Einflussfaktoren und Bedingungen	37

	4.3.1	Ursächliche Bedingung	37
	4.3.2	Kontextuelle Bedingung	39
	4.3.3	Intervenierende Bedingung	42
4.4		Strategien, Handlungen und Interaktionen	47
	4.4.1	Kommunikativ alle ins Boot holen	47
	4.4.2	Voraussetzungen für die Zusammenarbeit schaffen und eine Beziehung aufbauen	50
	4.4.3	Vermittlerrolle einnehmen und geriatrische Versorgung koordinieren	52
4.5		Folgen und Konsequenzen	55

5 Diskussion 59
   5.1 Empirische Verankerung und Einordnung in den Forschungsstand 60
      5.1.1 Zusammenarbeit und der Prozess beruflicher Identitätsfindung 61
      5.1.2 Interprofessionelle Zusammenarbeit 61
      5.1.3 Professionsforschung 63
      5.1.4 Akademisierung und Zusammenarbeit 65
   5.2 Stärken und Limitationen 67
   5.3 Relevanz 68
   5.4 Handlungsempfehlungen und Implikationen 69

6 Fazit 73

Literaturverzeichnis 75

Abkürzungsverzeichnis

AKEK	Arbeitskreis Medizinischer Ethik-Kommissionen in der Bundesrepublik Deutschland e.V.
APN	Advanced Practice Nurse
AWMF	Arbeitsgemeinschaft der Wissenschaftlichen Medizinischen Fachgesellschaften e. V.
BDSG-neu	Bundesdatenschutzgesetz (neu)
BMFSFJ	Bundesministerium für Familie, Senioren, Frauen und Jugend
BMG	Bundesministerium für Gesundheit
CIHC	Canadian Interprofessional Health Collaborative
CNA	Canadian Nurses Association
COREQ	Consolidated criteria for reporting qualitative research
DBfK	Deutscher Berufsverband für Pflegeberufe e.V.
DEGAM	Deutsche Gesellschaft für Allgemeinmedizin und Familienmedizin e.V.
DFG	Deutsche Forschungsgemeinschaft e.V.
DGG	Deutsche Gesellschaft für Geriatrie
DGP	Deutsche Gesellschaft für Pflegewissenschaft e.V.
DKI	Deutsches Krankenhausinstitut e.V.
DPR	Deutscher Pflegerat e.V.
EU-DSGVO	Europäische Datenschutz- Grundverordnung
HQGplus-Studie	Hochschulischen Qualifikationen für das Gesundheitssystem plus – Studie
ICN	International Council of Nurses

IPEC	Interprofessional Education Collaborative
LDSG	Landesdatenschutzgesetze
RBS	Robert Bosch Stiftung GmbH
SVR	Sachverständigenrat
WHO	World Health Organization (Weltgesundheitsorganisation)
WHPA	World Health Professions Alliance
WMA	World Medical Association (Weltärztebund)

Abbildungsverzeichnis

Abbildung 3.1   Gantt-Chart 12
Abbildung 4.1   Handlungsprozessmodell 27

Tabellenverzeichnis

Tabelle 3.1	Ein- und Ausschlusskriterien	14
Tabelle 3.2	Übersicht Sample	16
Tabelle 3.3	Beispiele offener Codierung	19
Tabelle 3.4	Exemplarische Übersicht Eigenschaften und Dimensionen	20
Tabelle 3.5	Fragenbeispiele axiales Codieren „Vorbehalte"	21
Tabelle 3.6	Fragen zur Konzeptionalisierung der Theorie	21
Tabelle 4.1	Methodenkoffer – „Kommunikativ alle ins Boot holen"	49

Einleitung 1

Weltweit verändert sich die Demographie der Bevölkerung und der Anteil älterer Menschen steigt an (WHO, 2016). Dies ist auch in Deutschland zu beobachten und bringt neue Herausforderungen für die gesundheitliche Versorgung in der Akutklinik mit sich (Bickel et al., 2019; RBS, 2018). Hinzu kommt die politisch initiierte Veränderung der Strukturlandschaft Krankenhaus in Deutschland (Regierungskommission für eine moderne und bedarfsgerechte Krankenhausversorgung, 2023), sowie der Mangel an Pflegefachpersonen (Radtke, 2022). Die Mehrheit der Patient:innen im Krankenhaus sind bereits 65 Jahre oder älter (Statistisches Bundesamt, 2021) mit perspektivisch steigender Tendenz. Diese Entwicklung führt schon heute dazu, dass ein größerer Anteil (hoch-)komplexer Patient:innenfälle im Krankenhaus betreut werden muss. Dadurch nimmt die Bedeutung gerontologischer Themenkomplexe und der steigende Bedarf geriatrischer Versorgung im Krankenhaus perspektivisch weiter zu.

Diese Entwicklungen erfordern neue Versorgungsstrukturen (Weidner & Schubert, 2022). Zudem ist spezifisches geriatrisches Know-how fachbereichsübergreifend nötig, um den aktuellen und künftigen Herausforderungen der veränderten Patient:innenbedarfe begegnen zu können und Versorgungsstrukturen zu schaffen, welche gesundheitliche Komplikationen geriatrischer Patient:innen vorbeugen.

Die Rolle des international etablierten Konzeptes Advanced Practice Nursing (APN) (Tracy & O´Grady, 2019) ist für die Versorgung von Patient:innen mit (hoch-) komplexem Versorgungsbedarf, wie beispielsweise geriatrischen Patient:innen, geeignet. Die Einbindung von APNs in der geriatrischen Versorgung ist international beschrieben und zum Teil etabliert (Fougère et al., 2018; Thornlow et al., 2006, WHO, 2010). Die Einführung des Konzeptes der Advanced Practice

© Der/die Autor(en), exklusiv lizenziert an Springer Fachmedien Wiesbaden GmbH, ein Teil von Springer Nature 2024
A. Feist, *Zusammenarbeit von Advanced Practice Nurses und Pflegefachpersonen im Kontext geriatrischer Versorgung*, BestMasters,
https://doi.org/10.1007/978-3-658-46579-7_1

Nursing Rolle ist in Deutschland jedoch noch vergleichsweise jung (Feuchtinger & Weidlich, 2023). Zur weiteren Etablierung von APN-Rollen in der Pflege benötigt es ein klares APN-Rollenverständnis sowie Akzeptanz der Rolle in intradisziplinären und interdisziplinären Teams (CIHC, 2010; IPEC, 2016). Zusätzlich ist politische Unterstützung insbesondere hinsichtlich des Ausbaus akademischer Qualifikationsmöglichkeiten, gesetzlicher Regelungen zur Qualifikationsvoraussetzung, sowie zur finanziellen Abbildbarkeit der APN-Rollen notwendig (RBS, 2018; Weidner & Schubert, 2022; Wissenschaftsrat, 2022). Mit der Etablierung von APN-Rollen wird die Professionalisierung der Pflege in Deutschland unterstützt (Bergjan et al., 2021). Für Pflegende bieten APN-Rollenprofile eine berufliche Weiterentwicklungsmöglichkeit. Sie stellen auch für Masterabsolvent:innen eine Möglichkeit dar, gemäß ihrer Qualifikation weiterhin in der direkten klinischen Pflege tätig zu sein und dadurch die pflegerische Versorgungsqualität zu verbessern (RBS, 2018).

Hintergrund 2

In diesem Kapitel wird zum Forschungsgegenstand hingeleitet, dabei wird dieser mit theoretischen Bezugspunkten im aktuellen Forschungsstand verortet. Abschließend werden Forschungsfragen und Forschungsziel abgeleitet.

2.1 Problemdarstellung

Mit der Notwendigkeit eines stationären Aufenthaltes besteht für geriatrische Patient:innen ein hohes Komplikationsrisiko. Dies ist vor allem dann der Fall, wenn keine komplexe Betrachtung der gesamten Versorgungsbedarfe (DEGAM, 2017), wie beispielsweise im Fachbereich Geriatrie, stattfindet. Zudem ist bei der stationären Aufnahme ins Krankenhaus die Einweisungsdiagnose leitend für die Behandlung. Andere Multimorbidität bedingte Diagnosen, wie Demenz oder Delir sind meistens nur Nebendiagnosen (Stiefler et al., 2022). Dies führt dazu, dass geriatrische Patient:innen in allen Fachbereichen einer Akutklinik versorgt werden. Dies ist einerseits in der krankheitsspezifischen Fokussierung der Gesundheitssysteme begründet (WHO, 2016) und andererseits übersteigt der geriatrische Versorgungsbedarf die Kapazität der Fachbereiche Geriatrie der Akutkliniken in Deutschland.

Im Rahmen dieser Arbeit werden geriatrische Patient:innen definiert als Patient:innen mit vorliegender Multimorbidität sowie höherem Lebensalter (>70 Jahre) oder durch eine altersbedingte erhöhte Vulnerabilität im Alter über 80 Jahren (Sieber, 2007, DGG, o. J.).

Im Krankenhaus geht geriatrische Multimorbidität häufig mit der Beeinträchtigung kognitiver Fähigkeiten einher. Dabei sind die Themenkomplexe Demenz

© Der/die Autor(en), exklusiv lizenziert an Springer Fachmedien Wiesbaden GmbH, ein Teil von Springer Nature 2024
A. Feist, *Zusammenarbeit von Advanced Practice Nurses und Pflegefachpersonen im Kontext geriatrischer Versorgung*, BestMasters,
https://doi.org/10.1007/978-3-658-46579-7_2

und Delir beispielhaft und hinsichtlich einer patient:innenzentrierten geriatrischen Versorgung im Krankenhaus relevant. Unter Multimorbidität wird das gleichzeitige Vorliegen von mindestens drei chronischen Erkrankungen verstanden (Neubart, 2018; DEGAM, 2017; WHO, 2016). Die Erkrankungen können gleiche Risikofaktoren haben und in Zusammenhang miteinander stehen. Das Thema Multimorbidität ist vor allem im Kontext komplexer Versorgungsbedarfe geriatrischer Patient:innen im Krankenhaus, aufgrund einer steigenden Prävalenz im Alter zu sehen (DEGAM, 2017; Seger & Gaertner, 2020). Darüber hinaus ergänzen weitere Themenfelder wie z. B. Frailty, Sarkopenie, Sturzereignisse, Mangelernährung im Alter die Komplexität (Neubart et al., 2018). Zur Versorgung von geriatrischen Patient:innen benötigt es (hoch-)qualifiziertes, erfahrenes Personal und fachspezifisches Know-how, um die Komplexität (Digby et al., 2017; Neubart et al., 2018) und das Potenzial gesundheitlicher Prävention zu erkennen und zu ermöglichen.

Die Relevanz des Themas dieser Arbeit bedingt sich dadurch, dass circa 20 Prozent der Patient:innen im Krankenhaus einen geriatrischen Versorgungsbedarf aufgrund von kognitiven Einschränkungen oder demenziellen Entwicklungen aufweisen (Bickel et al., 2019; DKI, 2022). In Folge unerkannter Komplikationen wie zum Beispiel Delirien steigt das Risiko für gesundheitliche Verschlechterungen bei älteren Patient:innen in der Akutklinik (Schubert et al., 2018). Dies führt zu einer durchschnittlich längeren Krankenhausverweildauer der Patient:innen (Bickel et al., 2019).

Laut Studienergebnissen von Bickel et al. (2019), fühlen sich Pflegefachpersonen den Herausforderungen nicht gewachsen (Weidner & Schubert, 2022). Die Versorgung geriatrischer Patient:innen in der Akutklinik wird als belastend erlebt (Digby et al. 2017; Isfort et al. 2014). Hinzu kommen Auswirkungen des Pflegefachkräftemangels (Radtke, 2022), der sich auf die Schichtbesetzung und pflegerische Versorgung auswirkt. Das Ergebnis ist, dass aktuell der nötige geriatrische Versorgungsbedarf im Krankenhaus nicht zufriedenstellend gedeckt werden kann.

In Summe gibt es hinsichtlich der geriatrischen Versorgung in Deutschland eine große Diversität von Konzepten zur Versorgung kognitiv beeinträchtigter Patient:innen und unterschiedliche Qualifikationsanforderungen (Koloff, 2021). Es gibt eine Versorgungslücke im Bereich der komplexen geriatrischen Betrachtung von Multimorbidität und Deckung personenzentrierter, geriatrischer Versorgungsbedarfe im Krankenhaus, insbesondere außerhalb geriatrischer Fachabteilungen. Zudem reicht durch die Zunahme an Komplexität in der Versorgung, das heute bisher vorwiegende Versorgungsmodell der Bereichspflege nicht mehr aus. Der Versorgungsbedarf übersteigt die Umsetzungsmöglichkeit innerhalb der traditionellen Aufteilung im Krankenhaus. Im Abschlussbericht des 360° Qualifikationsmix Projektes der Robert Bosch Stiftung beschreiben die Autoren (Weidner & Schubert, 2022) die Notwendigkeit neue Formen der intraprofessionellen Zusammenarbeit im Qualifikationsmix zu fördern und zu etablieren. Dabei wird die Integration von akademisch ausgebildetem Pflegefachpersonal in bestehende pflegerische Strukturen betrachtet (Weidner & Schubert, 2022).

2.2 Advanced Practice Nursing

Als ein Lösungsansatz für die aufgezeigte Versorgungslücke und als Unterstützung zur Deckung des (hoch-) komplexen Versorgungsbedarfes, eignet sich das international etablierte Advanced Practice Nursing Konzept (ICN, 2020; Tracy & O´Grady, 2019, DBfK, 2019). Dabei handelt es sich um einen evidenzbasierten, patient:innenorientierten, sowie partizipativen Ansatz (Heukeroth & Schmeer, 2018).

In einem gemeinsamen Positionspapier zum Thema Advanced Nursing Practice von Deutschland, Österreich und der Schweiz (DBfK et al., 2013, S. 2) heißt es: *„Eine Advanced Practice Nurse ist eine Pflegefachperson, welche sich Expertenwissen, Fähigkeiten zur Entscheidungsfindung bei komplexen Sachverhalten und klinische Kompetenzen für eine erweiterte pflegerische Praxis angeeignet hat."* Diese Definition entspricht sinngemäß der Definition des International Council of Nurses (2020). In Deutschland wird in diesem Zusammenhang auch von einer erweiterten, vertieften Pflegepraxis gesprochen. Als Voraussetzung zur Ausübung der APN-Rolle wird eine Qualifikation auf Masterniveau gefordert (DBfK, 2019; Ullmann et al., 2022).

Im Advanced Practice Nursing Modell von Hamric and Hanson (Tracy & O´Grady, 2019) wird als Primärkriterium ebenfalls die Voraussetzung einer Qualifikation mindestens auf Masterniveau, einer Regulierung mittels Zertifizierung und einer patient:innen- und familienzentrierten Tätigkeit in der direkten klinischen Patient:innenversorgung beschrieben. Eine Tätigkeit innerhalb der klinischen Praxis wird stark betont und der Zentralkompetenz zugeordnet. Weiterhin werden sechs Kernkompetenzen zur Ausübung der Advanced Practice Nursing Rolle nach Hamric and Hanson (Tracy & O´Grady, 2019) definiert: „Guidance and Coaching, Consultation, Collaboration, Evidence-based practice, Leadership und Ethical decision making" (Hamric & Tracy, 2019, S. 70). Die Kernkompetenz „Collaboration" im Sinne der Zusammenarbeit wird zentral auch hinsichtlich der Verbesserung der Patient:innenversorgung gesehen (Carter et al., 2019) und wird in dieser Forschungsarbeit fokussiert (siehe 2.5.). Des Weiteren wird das Rollenprofil einer APN durch kritische Umgebungsfaktoren beeinflusst (Hamric & Tracy, 2019).

International werden Advanced Practice Nursing Rollen bereits seit den 60er Jahren implementiert und haben sich mittlerweile etabliert (ICN, 2020; DBfK, 2019). Dabei werden beim Einsatz von APNs in Akutkliniken Verbesserungen hinsichtlich der Versorgungsqualität der direkten Patient:innenversorgung geschildert (Mc Donnel et al., 2015; Woo et al., 2017) zudem wird eine höhere Mitarbeiter:innenzufriedenheit sowie Hinweise auf eine Reduktion von Pflegekosten durch den Einsatz von APNs beschrieben (Aiken et al., 2017; Fougère et al., 2018). Auch in Deutschland werden in zunehmend mehr Akutkliniken APN-Rollenprofile entwickelt und implementiert. Dies ist jedoch, verglichen mit dem Ausland, eine vergleichsweise neue Entwicklung (Bergjan et al., 2021; DBfK, 2019; Feuchtinger & Weidlich, 2023).

Der Deutsche Pflegerat sowie Berufsverbände wie der Deutsche Berufsverband für Pflegeberufe, der Bundesverband Pflegemanagement, die Robert Bosch Stiftung sowie die Deutsche Gesellschaft für Pflegewissenschaft setzen sich für eine stärkere Akademisierung der Pflege sowie die Etablierung von Advanced Practice Nursing Rollen in Deutschland ein (Auer et al., 2023; DBfK et al., 2013; DBfK, 2019; Ullmann et al., 2022, RBS, 2018). Um den Herausforderungen zu begegnen, wird bereits seit Jahren auch in Deutschland eine akademische Ausbildung für Pflegefachpersonen gefordert (Wissenschaftsrat, 2012). Die tatsächliche Akademisierungsrate in der Pflegewissenschaft liegt 2019 allerdings bei rund 3,2 Prozent (Bergjan et al., 2021; Wissenschaftsrat, 2022). Dies bedeutet, dass mehr als 10 Jahre nach der Forderung für Akademisierung in der Pflege, die damals geforderten 10–20 Prozent (Wissenschaftsrat, 2012) lange nicht erreicht sind (Wissenschaftsrat, 2022), obschon die Akademisierungsrate in den letzten drei Jahren von 1,7 Prozent um 1,5 Prozent gestiegen ist (Bergjan et al., 2021).

Laut einer Online-Befragung von 114 Pflegedirektor:innen durch Stephanow (2019) wird der Einsatz von APNs von nahezu allen Befragten (97,44 %) als Benefit für die direkte Patient:innenversorgung bewertet. Der Fachbereich Geriatrie wird an zweiter Stelle (51,8 %) nach der Inneren Medizin benannt und als geeigneter Fachbereich für APN-Rollen eingeschätzt – gefolgt von Onkologie und Chirurgie (Stephanow, 2019).

Im Gegensatz zur internationalen Entwicklung von APN-Rollenprofilen gibt es derzeit in Deutschland keinen Titelschutz, sowie keine einheitliche Registrierung oder gesetzliche Regelungen zur Qualitätssicherung für Advanced Practice Nursing (Müller-Fröhlich et al., 2023). In Deutschland gibt es bezüglich APN-Aufgaben und APN-Rollenprofilen eine Konzeptdiversität und Rollenunklarheiten (Koloff, 2021; Müller et al., 2022). APN-Rollenprofile werden beispielsweise hinsichtlich des Settings oder einer Spezialisierung unterschieden und gemäß dem klinikspezifischen Bedarf entwickelt (Müller et al., 2022). Die Spezialisierungen und Fokussierung des Aufgabengebietes von APNs sowie auch deren Qualifikationsniveaus variieren daher stark (Von der Lühe et al., 2022).

2.3 Rollenentwicklung

Hinsichtlich der Rollendiversität sowie der Rollenunklarheiten wird der Zusammenhang mit einer frühen Entwicklungsphase des Rollenprofils APN in Deutschland beschrieben (Bergjan et al., 2021; Feuchtinger & Weidlich, 2023). Bei der Einführung neuer Rollen ist eine klare Rollendefinition hinsichtlich der Etablierung von APN-Rollen von Bedeutung (Torrens et al., 2020; Zúñiga,et al., 2022). Hierfür benötigt es die Ausbildung eines entsprechenden Rollenverständnisses der APN und einer eigenen Rollenklarheit, um die Information entsprechend ins Team tragen zu können (CIHC, 2010; IPEC, 2016). Dabei wird Bezug auf das theoretische Rollenverständnis nach Mead und Blumer genommen (Blumer, 1980). Gemäß der Auffassung von Mead geht es nicht nur um eine reine Erfüllung von Rollen, sondern vielmehr um die dynamische Interaktion mit anderen Individuen. Diesen Gedanken hat Blumer weiterentwickelt und den Begriff des symbolischen Interaktionismus geprägt (siehe 3.1.). Dabei wird angenommen, dass Beziehungen Bedeutungen haben. Die vermittelten Symbole gilt es im Prozess der Interaktion zu interpretieren und zu verstehen (Blumer, 1980). Wenn die eigene und die fremde Rollenerwartung nicht übereinstimmt, kann es zu Unverständlichkeiten und zu intraprofessionellen wie interprofessionellen Konflikten kommen (Brykczynski & Mackavey, 2019). Diese stellen Hürden für die Implementierung und Etablierung von APN-Rollen dar. Laut Ergebnissen von Kusi-Appiah et al. (2019) führen Rollenunklarheiten von Advanced Practice Nursing Rollen zu Spannungen und Dynamiken in der Zusammenarbeit.

Um die Rollenentwicklung und Etablierung zu unterstützen wird der Forschungsfokus dieser Arbeit auf die Kernkompetenz der Zusammenarbeit (Carter et al., 2019), sowie die Gestaltung dieser gelegt.

2.4 Kernkompetenz Zusammenarbeit (Collaboration)

Der Themenkomplex Zusammenarbeit wird als eine der sechs Kernkompetenzen einer APN in Hamric and Hansons Modell (Carter et al., 2019) beschrieben. Unterschieden wird die Zusammenarbeit mit Individuen und die Zusammenarbeit mit am

Versorgungsprozess beteiligten Teams und Gruppen (Carter et al., 2019). Eine „wirksame Zusammenarbeit" wird als Mittelpunkt einer patient:innenorientierten Versorgung durch eine APN beschrieben (Carter et al., 2019; WHPA, 2019). Das Thema intradisziplinärer Zusammenarbeit, also die Zusammenarbeit von mindestens zwei Disziplinen einer Profession (Janssen et al., 2017), wird in Hamric and Hansons Advanced Practice Nursing (Tracy & O´Grady, 2019) nicht gesondert betrachtet. Später wird jedoch sowohl ein intraprofessioneller sowie interprofessioneller Rollenkonflikt während der Rollenentwicklung thematisiert (Brykczynski & Mackavey, 2019).

Im Rahmen dieser Arbeit werden die Begriffe intraprofessionell und intradisziplinär ebenso wie interprofessionell und interdisziplinär synonym verwendet (Mahler et al. 2014).

Insgesamt konnte vorwiegend Literatur zur interprofessionellen Zusammenarbeit, also der Zusammenarbeit unterschiedlicher Professionen gefunden werden. Beispielhaft sind das "National Interprofessional Competency Framework" (CIHC, 2010) und die "Core Competencies for Interprofessional Collaborative Practice" (IPEC, 2016) zu benennen. Insgesamt wird ein positiver Einfluss effektiver Zusammenarbeit auf das gesundheitliche Patient:innenoutcome beschrieben (Carter et al., 2019; WHO, 2010; WHPA, 2019). Zusätzlich wird eine höhere Arbeitszufriedenheit in den Gesundheitsberufen als Vorteil wirksamer Zusammenarbeit benannt (WHPA, 2019). Gemäß Reeves et al. (2017) ist die derzeitige Evidenzlage gering bis sehr gering und weitere Forschung zum Thema nötig.

In Bezug auf den Forschungsfokus der intraprofessionellen Zusammenarbeit bei der Versorgung geriatrischer Patient:innen gibt es aktuell nur wenige Erkenntnisse. Es ist anzunehmen, dass Aspekte der intraprofessionellen Zusammenarbeit in Konzepten der interprofessionellen Zusammenarbeit möglicherweise mitbetrachtet werden, diese jedoch nicht explizit benannt werden.

Die Relevanz der Akzeptanz innerhalb des pflegerischen Teams ist jedoch für die Implementierung und Etablierung von Advanced Practice Nursing Rollen von großer Bedeutung. Sorgen und Ängste sowie Vorbehalte innerhalb der eigenen Berufsgruppe gegenüber dem Einsatz von akademisch qualifiziertem Pflegefachpersonal nehmen Einfluss auf die Etablierung neuer Konzepte (Weidner & Schubert, 2022). In einem Scoping Review von Torrens et al. (2020) werden Teamfaktoren als die meistbenannten Hürden bei der Implementierung von APN-Rollen in der Primärversorgung gesehen. Herausforderungen oder Spannungen in der Zusammenarbeit wurden dabei sowohl in Bezug auf interprofessionelle wie intraprofessionelle Gruppen benannt. Auswirkungen zeigten sich sogar in der Verweigerung der Zusammenarbeit oder verweigertem Informationsfluss (Torrens et al., 2020). Folglich kann die Zusammenarbeit der Beteiligten Einfluss auf die Versorgungsqualität und das

2.4 Kernkompetenz Zusammenarbeit (Collaboration)

gesundheitliche Outcome der zu versorgenden Patient:innen nehmen (WHO, 2010). Eine effektive Zusammenarbeit kann beispielsweise die Fehlerzahl reduzieren und die Patient:innensicherheit erhöhen (Reeves et al., 2013, Reeves et al., 2017; Petri, 2010).

In der HQGplus-Studie des Wissenschaftsrats (2022) werden als hinderliche Faktoren zur Integration hochschulisch qualifizierter Gesundheitsfachpersonen an erster Stelle mangelnde Akzeptanz durch Angehörige der eigenen Disziplin (12 von 15 Benennungen) geführt. An Position zwei werden neben finanziellen Rahmenbedingungen, die Akzeptanz durch Angehörige anderer Disziplinen (8 von 15 Benennungen) benannt (Wissenschaftsrat, 2022). Ein ähnliches Ergebnis zeigt die Online-Umfrage unter Pflegedirektor:innen durch Stephanow (2019) zur „Implementierung von Pflegeexpert/innen APN in deutschen Krankenhäusern". Dabei wurden Herausforderungen zur Implementierung der Rolle zu 46,76 Prozent benannt. Diese teilen sich nahezu hälftig in Akzeptanzprobleme innerhalb der eigenen Berufsgruppe (22,08 %) und Akzeptanzprobleme bei anderen Professionen (24,68 %) (Stephanow, 2019).

Diese Studienergebnisse stützen berufspraktische eigene Erfahrungen. Angehörige der eigenen Profession stehen der Professionalisierung und dem Einsatz akademisch qualifizierter Pflegenden häufig zunächst skeptisch gegenüber. Dies ist begleitet von Unsicherheit und Unwissen gegenüber neuen Konzepten wie beispielsweise dem Konzept Advanced Practice Nursing und nimmt Einfluss auf die Entwicklung und Etablierung neuer Versorgungsstrukturen. Grubner und Bothner (2023, S. 98) sehen „das größte Risiko für die Professionalisierung der Pflege in der Berufsgruppe der Pflege selbst.".

Zusammenfassend ist davon auszugehen, dass die Qualität der Zusammenarbeit innerhalb des pflegerischen Teams hinsichtlich des Implementierungsprozess und der Etablierung von APN-Rollenprofilen in deutschen Krankenhäusern relevant ist. Darüber hinaus kann diese einen positiven Einfluss auf die Versorgungsqualität geriatrischer Patient:innen in deutschen Krankenhäusern haben und so eine Möglichkeit zur Verbesserung der Versorgungssituation geriatrischer Patient:innen darstellen. Jedoch liegt hinsichtlich der Gestaltung der Zusammenarbeit unterschiedlicher Qualifikationen und Tätigkeitsfelder in der direkten pflegerischen Patient:innenversorgung eine Forschungslücke vor (Müller et al., 2022). Insbesondere gibt es kaum Erkenntnisse hinsichtlich der Zusammenarbeit innerhalb der Profession Pflege.

2.5 Fragestellung und Zielsetzung

Aufgrund der dargelegten Relevanz des Themas lautet die konkrete Fragestellung dieser Forschungsarbeit:

> Wie erleben Advanced Practice Nurses in deutschen Krankenhäusern die intradisziplinäre Zusammenarbeit hinsichtlich der Versorgung geriatrischer Patient:innen?
>
> Welche Strategien werden aus ihrer Perspektive in der Zusammenarbeit als hilfreich angesehen?

Das Ziel ist die aufgezeigte Forschungslücke in Bezug auf die Zusammenarbeit von Pflegefachpersonen verschiedener Qualifikationen innerhalb der Profession Pflege zu explorieren. Dabei steht der Erkenntnisgewinn über das subjektive Erleben intradisziplinärer Zusammenarbeit aus der Perspektive von APNs hinsichtlich der Versorgung geriatrischer Patient:innen in deutschen Krankenhäusern im Fokus. Weiteres Ziel ist individuelle Strategien für eine gelingende Zusammenarbeit zwischen APNs und Pflegefachpersonen der Bereichspflege zu identifizieren.

Diese Zielsetzung ist insbesondere vor dem Hintergrund demographischer Herausforderungen und der Etablierung von APN-Rollen in deutschen Krankenhäusern zur Verbesserung der pflegerischen Versorgungsqualität relevant.

Methodisches Vorgehen 3

In diesem Kapitel wird das Forschungsdesign und das methodische Vorgehen dieser Arbeit beschrieben und an Beispielen veranschaulicht.

3.1 Forschungsdesign

Zur Beantwortung der Forschungsfrage wurde ein qualitatives Studiendesign in Anlehnung an die Grounded Theory Methodologie nach Strauss und Corbin (1996) gewählt. Dabei handelt es sich um eine der gängigsten Ansätze qualitativer Sozialforschung (Mey & Mruck, 2020b).

Anliegen der qualitativen Forschung ist nicht eine objektiv zu beobachtende Realität abzubilden, sondern vielmehr die individuell erlebte Realität zu beforschen (Fringer & Schrems, 2018; Mey & Mruck, 2020b). Es geht darum, zu untersuchen wie die Beteiligten auf Anforderungen reagieren und mit Handlungen umgehen (Strauss & Corbin, 1990).

In dieser Arbeit wird aufgrund der beschriebenen Forschungslücke zur Exploration ein qualitatives, verstehendes Forschungsdesign gewählt (Fringer & Schrems, 2018). Es wird das subjektive Erleben von APNs im Zusammenhang der geriatrischen Versorgung mit Schwerpunkt auf die intraprofessionelle Zusammenarbeit in den Fokus gestellt. Hierfür wurde die Grounded Theory Methodologie nach Strauss und Corbin (1996) gewählt, da sich diese zur Beforschung von

Ergänzende Information Die elektronische Version dieses Kapitels enthält Zusatzmaterial, auf das über folgenden Link zugegriffen werden kann https://doi.org/10.1007/978-3-658-46579-7_3.

Handlungen und Interaktionen eignet (Mey & Mruck, 2020b; Fringer & Schrems, 2018). Der Forschungsfokus der intradisziplinären Zusammenarbeit, liegt somit auf dem dynamischen Geschehen zwischen APN und Kolleg:innen der eigenen Profession. Zudem passt die gewählte Forschungsmethodologie der Grounded Theory nach Strauss und Corbin (1996) zum theoretischen Rollenverständnis nach Mead und Blumer (Blumer, 1980) (siehe 2.3.). Beide sind in ihrem theoretischen Verständnis durch den symbolischen Interaktionismus geprägt (Strauss & Corbin, 1990; Blumer, 1980).

Grundsätzlich ist das Ziel der Grounded Theory eine Theorie zu entwickeln, die aus den Daten heraus begründet werden kann und sich auf die Erfahrungen der Zielgruppe bezieht (Strauss & Corbin, 1996; Mey & Mruck, 2020b). Das Vorgehen wird als zirkulär-iterativer Prozess beschrieben (Mey & Mruck, 2020b). Die einzelnen Forschungsschritte der Datenerhebung, Analyse und Theoriebildung werden dabei zirkulär miteinander verbunden und im Prozess wiederholt (Strübing, 2021, Truschkat et al., 2005). In Abbildung 3.1 wird eine Übersicht zum zeitlichen Ablauf des Forschungsvorhabens gegeben. Im Rahmen der Qualifikationsarbeit ist die Dauer auf 6 Monate begrenzt (siehe 5.2.).

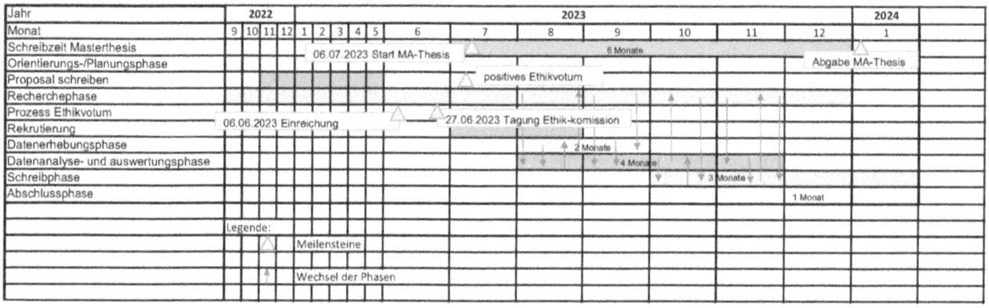

Abbildung 3.1 Gantt-Chart (Eigene Darstellung)

3.2 Theoretische Sensibilität

Die Bedeutung von Vorwissen wird im Rahmen der Anlehnung an die Grounded Theory Methodologie unterschiedlich betrachtet. Theoretische sowie andere Vorkenntnisse sind gemäß Strauss und Corbin (1996) bedeutende Quellen theoretischer Sensibilität im Rahmen des Forschungsprozesses. Mit dieser Position unterscheiden sie sich beispielsweise von Glasers und Charmaz´ Perspektiven in Bezug auf die Grounded Theory Methodologie (Chun Tie et al., 2019). Wenngleich Vorkenntnisse, den Hintergrund und den Umgang mit Daten beeinflussen können, wird diese von den Autoren Strauss und Corbin (1996) als hilfreich und notwendig zur Entwicklung einer gegenstandsverankerten Theorie angesehen (Chun Tie et al., 2019; Strauss & Corbin, 1996; Truschkat et al., 2005).

Die Autorin kann auf persönliche berufspraktische Erfahrungen als Pflegefachperson in der Versorgung geriatrischer Patient:innen im Krankenhaus zurückgreifen. Sie kennt die Herausforderungen der Versorgungspraxis aus der Perspektive der Pflegefachpersonen in der Bereichspflege. Die Verbesserung geriatrischer Versorgung im Krankenhaus, sowie die Etablierung von Advanced Practice Nursing Rollen in der Versorgung sind ihr ein Anliegen. Zudem bringt sie Erfahrungen aus pflegepädagogischer Perspektive und der Umsetzung von Praxisentwicklungsprojekten im Krankenhaus mit. Dabei konnten im Rahmen von Implementierungsprojekten Dynamiken in Teams beobachtet und begleitet werden. Die von der Autorin gesammelten Vorerfahrungen aus unterschiedlichen Perspektiven sowie durch Erkenntnisse aus Literaturstudium, können von Vorteil sein den Zugang zum Thema sowie der Versorgungslücke zu erleichtern. Die Beschreibungen der Versorgungssituation und des persönlichen Erlebens der Pflegefachpersonen können im Forschungsprozess nachvollzogen und im Zusammenhang mit dem Versorgungskontext gesetzt werden. Gleichzeitig könnten aber die subjektiven Vorerfahrungen und Einstellungen der Autorin Einfluss auf die Art und Weise der Datenerhebung sowie auf die Interpretation der Daten nehmen. Aus diesem Grund nimmt die Reflexion und das Bewusstsein subjektiver Erfahrung und persönlicher Haltung eine bedeutende Rolle im Umgang mit der Datenanalyse und -interpretation ein (Döring & Bortz, 2016). Es gab Vorannahmen wie das Auftreten von Teamdynamiken durch die unterschiedlichen Kompetenzniveaus, sowie durch unterschiedliche Rollenerwartungen ausgelöstes Konfliktpotenzial in der intraprofessionellen Zusammenarbeit. Im Forschungsprozess wurden eigene Vorannahmen reflektiert, formuliert und mittels Techniken wie des offenen Codierens dem Schreiben von Reflexionsmemos (Strauss & Corbin, 1996) sowie der Validierung der Analyseergebnisse in Peer-Groups (Döring & Bortz, 2016) entgegengewirkt.

3.3 Rekrutierung und Sample

In Zusammenhang mit der Grounded Theory Methodologie sprechen Strauss und Corbin (1996) von einer sogenannten theoretisch geleiteten Fallauswahl (theoretical sampling) (Döring & Bortz, 2016; Polit & Beck, 2018). Typisch dafür ist ein sogenanntes zirkulär-iteratives Vorgehen, welches während der Datenerhebung parallel zur Datenanalyse und zur Theorieentwicklung angewendet wird (Strübing, 2021; Polit & Beck, 2018).

Bei der Durchführung dieses Forschungsvorhabens wurde in Bezug auf die Grounded Theory Methodologie initial eine Auswahl von drei Interviewpartner:innen im Rahmen des Feldeintritts als Grundlage gewählt. Die Auswahl orientierte sich dabei an den Ein- und Ausschlusskriterien (Tabelle 3.1) und diente der Erkundung des Forschungsfeldes. Auf der Grundlage erster Analyseergebnisse wurden gezielt zwei weitere APNs rekrutiert. Nach weiterer Analyse der geführten Interviews und weitere Literaturrecherche zu Themen wie Identität und Hierarchie konnten wiederum noch zwei weitere APNs rekrutiert werden.

Einschlusskriterien

Das Forschungsvorhaben richtet sich an APNs mit Bezug zur Versorgung geriatrischer Patient:innen in verschiedenen deutschen Akutkliniken. Der Forschungsfokus wurde insbesondere aufgrund des Aspektes der intradisziplinären Zusammenarbeit ausschließlich auf das Setting akutstationärer Versorgung begrenzt.

Tabelle 3.1 Ein- und Ausschlusskriterien. (Eigene Darstellung)

Einschlusskriterien	Ausschlusskriterien
Berufliche Qualifikation – Pflegefachfrau/-mann oder äquivalent und – Akademische Qualifikation	**Berufliche Qualifikation** – Qualifikation außerhalb des Fachbereichs Pflege – Kein akademischer Abschluss
Berufserfahrung ≥ 5 Jahre	**Berufserfahrung < 5 Jahre**
Setting: – Krankenhäuser in Deutschland – Arbeitsfeld in Fachdisziplinen mit Bezug zu geriatrischen Patient:innen – Tätigkeit als Advanced Practice Nurse	**Setting**: – Mitarbeiter:innen von ausländischen Kliniken – Tätigkeit im ambulanten Setting

Die Ein- und Ausschlusskriterien (siehe Tabelle 3.1) basieren auf der Grundlage theoretischer Sensibilität – auf Literaturkenntnissen sowie beruflicher und persönlicher Erfahrungen (Strauss & Corbin, 1996; Truschkat et al., 2005). Diese definieren die Zielgruppe der APNs und dienten der Machbarkeit des Forschungsvorhabens.

Stichprobengröße

In qualitativen Forschungsvorhaben wie der Grounded Theory sind kleinere, statistisch nicht repräsentative Stichproben üblich. Für Grounded Theory Studien wird typischerweise ein Sample von 20 – 30 angegeben (Cresswell, 1998; Mason, 2010;

3.3 Rekrutierung und Sample

Polit & Beck, 2018). Eine differenzierte Analyse und interpretative Rekonstruktion qualitativer Interviews ist komplex und zeitintensiv (Döring & Bortz, 2016; Helfferich, 2009), insbesondere unter Anwendung der Grounded Theory Methodologie (Stübing, 2021). Zur Gewährleistung der Machbarkeit des Forschungsvorhabens, wurde im Rahmen dieser Qualifikationsarbeit eine Stichprobengröße von insgesamt 4–6 Teilnehmer:innen angestrebt.

Zugang zum Feld
Aufgrund der sehr spezifischen, kleinen Zielgruppe gab es zu Beginn Bedenken einer zu geringen Rekrutierung von Interviewpartner:innen. Nach positivem Ethikvotum wurde mit einer gezielten Rekrutierung in Orientierung an Einschlusskriterien und „theoretical Sampling"-Kriterien (Strauss & Corbin, 1996; Mey & Mruck, 2020a) über Gatekeeper begonnen. Entgegen der anfänglichen Bedenken zeigte sich im Rekrutierungsprozess, dass das Forschungsthema auf großes Interesse der Interviewproband:innen stieß und eine große Bereitschaft aufgrund intrinsisch bekundetem Interesse zur Teilnahme erklärt wurde. Bereits nach kurzer Zeit konnten so über unterschiedliche Gatekeeper bundesweit 7 Advanced Practice Nurses als Interviewproband:innen gewonnen werden. Bei der Rekrutierung der Teilnehmer:innen wurde im Hinblick auf die theoretische Kontrastierung, auf eine möglichst große Heterogenität z. B. hinsichtlich Erfahrung, Fachbereich, Geschlecht sowie unterschiedlicher Klinken geachtet. Lediglich eine APN, die sich zurückgemeldet hat, konnte aufgrund eines anders gelagerten APN-Schwerpunktes nicht in das Forschungsvorhaben aufgenommen werden.

Sample
Insgesamt konnten sieben Advanced Practice Nurses – vier männliche und drei weibliche APNs – mit pflegefachlicher Qualifikation und akademischem Grad interviewt werden (siehe Tabelle 3.2.). Zu keinem der Interviewproband:innen besteht eine berufliche oder sonstige Abhängigkeit. Sechs Teilnehmer:innen hatten bereits eine abgeschlossene Masterqualifikation, ein:e Teilnehmer:in war zur Zeit der Befragung noch im Masterstudium eingeschrieben. Zusätzlich waren die jeweiligen Qualifikationen und Expertise der APNs durch unterschiedliche Fachweiter-/ Fortbildungen (z. B. Praxisanleitung, Intensivfachpflege, Ethik) und auch internationale Erfahrungen ergänzt. Die Anzahl der Berufserfahrungsjahre lag zwischen 9 und 32 Jahren (durchschnittlich bei 14,28 Jahren). Die Erfahrung der Teilnehmer:innen in Bezug auf die APN-Rolle lag bei mindestens 2 Jahren, während die Rollenentwicklung in der jeweiligen Einrichtung seit ein paar Monaten bis zu 10 Jahren begleitet wurde.

Die befragten APNs arbeiten alle in deutschen Krankenhäusern mit Bezug zu geriatrischen Patient:innen. Sie sind jedoch in unterschiedlichen Fachbereichen wie Neurologie, Chirurgie, Geriatrie und Gerontopsychiatrie verortet. Der

Schwerpunkt ihrer Arbeit fokussiert aktuell wesentlich auf die Themenbereiche Demenz und Delir. Die Interviewpartner:innen arbeiten in 4 verschiedenen Bundesländern in 6 verschiedenen Kliniken, darunter 4 Krankenhäuser der Maximalversorgung und 2 Kliniken der Schwerpunktversorgung. Zwei der vier Krankenhäuser der Maximalversorgung waren APNs aus Universitätsklinika.

Tabelle 3.2 Übersicht Sample. (Eigene Abbildung)

Übersicht Sample		
Kriterien	Anzahl der Teilnehmer:innen	Bemerkungen
Advanced Practice Nurses	7	
Berufserfahrung in der Pflege		
• < 5 Jahre	0	
• 5-10 Jahre	3	Anzahl der Jahre ohne
• 10-20 Jahre	2	berufsqualifizierende
• > 20 Jahre	2	Ausbildung
Berufliche Qualifikation		Zusätzliche Qualifikationen:
• Abgeschlossenes Bachelorstudium	1 (im Masterstudium)	z.B. Ethik, Validation, Fachweiterbildung
• Abgeschlossenes Masterstudium	6	Intensivfachpflege, Praxisanleitung
APN-Rollenimplementierung der aktuellen Rolle seit		
• < 1 Jahr	1	Alle Teilnehmer:innen haben eine mind. 2 jährige
• < 5 Jahre	2	Implementierungserfahrung
• > 5 Jahre	3	spezieller pflegerischer
• > 10 Jahre	1	Rollenprofile
Verortung der APN-Rolle im Fachgebiet		
• Geriatrie	2	APN-Rollen Bezeichnung
• Neurologie	1	häufig APN Demenz/ Delir
• Chirurgie	3	unabhängig von der
• Gerontopsychiatrie	1	Verortung
Anzahl Klinik nach Größe		
• Krankenhaus der **Maximalversorgung**	4	Darunter 2 Universitätsklinika
• Krankenhaus der **Regel/ Schwerpunktversorgung**	2	
• Krankenhaus der **Grundversorgung**	0	
Anzahl der Bundesländer	4	

3.4 Datenerhebung

Die Datenerhebung wurde mittels Onlineinterviews geplant und durchgeführt. Entgegen der Planung mittels „Big Blue Button", wurde für die Interviews „Microsoft Teams" genutzt. Die Durchführung der Interviews per Webtechnologien eignen sich vor allem hinsichtlich der Praktikabilität und des geringen logistischen Aufwands (Döring & Bortz, 2016) sowie der Kosteneffizienz (Mey & Mruck, 2020a) zur bundesweiten Rekrutierung. Dieses Vorgehen war insbesondere in Bezug auf die Erreichbarkeit und Flexibilität der Interviewproband:innen zur Durchführung der Interviews von Vorteil.

3.4.1 Methoden der Datenerhebung

Halbstandardisierte Leitfadeninterviews
Die Daten wurden mittels halbstandardisierten Onlineleitfadeninterviews (siehe Zusatzmaterial) erhoben. Mit dem Anwendungsbereich der Rekonstruktion subjektiver Theorien (Flick, 2020) eignet sich diese Methode der Datenerhebung zur Beantwortung der Forschungsfrage (Döring & Bortz, 2016). Die einzelnen Interviews wurden von der Autorin durchgeführt. Die Interviewproband:innen wurden nach Kontaktaufnahme über das Forschungsvorhaben informiert sowie vor Teilnahme, deren schriftliches und zu Beginn des Interviews deren mündliches Einverständnis eingeholt (siehe 3.7.). Nach vorheriger Information wurden die Interviews per Audioaufnahme aufgezeichnet. Die Interviewdauer lag zwischen 40 Minuten und 90 Minuten.

Der halbstandardisierte Interviewleitfaden wurde in Orientierung an Helfferich (2009) mittels SPSS-Prinzip entwickelt. Zunächst wurden sämtliche Fragen zum Thema gesammelt, in einem zweiten Schritt geprüft, reduziert sowie anschließend in Kategorien sortiert. In einem letzten Schritt wurden Einzelaspekte einer Erzählaufforderung untergeordnet (Helfferich, 2009). Dabei haben sich in Bezug auf die Fragestellungen fünf Themenkomplexe ergeben. Teil I bezieht sich auf die Versorgung geriatrischer Patient:innen, Teil II auf die Funktion intradisziplinärer Zusammenarbeit, Teil III auf die Rollenklarheit. In Teil IV werden angewendete Strategien erfragt. Abschließend wird um eine prospektive Einschätzung gebeten sowie die Möglichkeit gegeben bedeutende, noch nicht angebrachte Aspekte zum Thema vorzubringen. Gemäß Helfferich (2009) wurden die Fragen in erzählgenerierende Leitfragen, konkrete Fragen, sowie Aufrechterhaltungs- und Steuerungsfragen gegliedert. Der halbstandardisierte Leitfaden wurde in einem doppelten Pre-Test erprobt, in einer Peer-Group diskutiert und entsprechend den Rückmeldungen angepasst.

Bei der Durchführung der Interviews wurde auf eine offene Fragestellung und Haltung gegenüber den Interviewpartner:innen geachtet (Helfferich, 2009; Dresing & Pehl, 2018; Döring & Bortz, 2016). Da die Autorin im Interview Teil der Forschung ist und somit eine emische Perspektive einnimmt, wurde auf eine kritische Reflexion der eigenen Haltung gegenüber des Forschungsthemas sowie auf die Zurückhaltung der persönlichen Meinung während des Interviews geachtet (Strauss & Corbin, 1990; Helfferich, 2009). Der halbstandardisierte Leitfragenkatalog diente zur Orientierung, und wurde individuell und situativ im Verlauf angepasst (Döring & Bortz, 2016).

Interviewprotokoll – Prä- und Postskript
Notizen vor und nach dem Interview, sowie Daten zu soziodemographischen Aspekten der Teilnehmer:innen wurden im sogenannten Prä- oder Postskript (siehe Zusatzmaterial) oder auch Interviewprotokoll dokumentiert (Strauss & Corbin, 1996; Mey & Mruck, 2020a). Dabei wurden bedeutende, nicht benannte, zusätzliche Aspekte wie die Interviewatmosphäre oder Besonderheiten des Interviews festgehalten. Nach erfolgter Reflexion wurden diese als zusätzliche Informationsquelle in die Datenanalyse einbezogen (Helfferich, 2009; Döring & Bortz, 2016).

3.5 Verfahren der Datenauswertung

3.5.1 Datenaufbereitung

Die aufgezeichneten Interviews wurden mit Unterstützung der Software Audiotranskription f4x transkribiert und mit Unterstützung der Software MAXQDA analysiert. Zur Kennzeichnung von nonverbalen Aussagen im Transkript, werden festgelegte Transkriptionsregeln angewendet (Döring & Bortz, 2016). Dabei orientiert sich die semantisch-inhaltliche Transkription an den Regeln von Dresing und Pehl (2018) (siehe Zusatzmaterial). Diese Regeln eignen sich gemäß den Autoren gut zur Erschließung von Symbolen in der Interaktion und werden häufig angewendet (Dresing & Pehl, 2018). Nach den einzelnen Interviews wurde zeitnah eine Transkription durchgeführt und mit einer ersten Datenanalyse begonnen. Weiterhin wurde gemäß der Empfehlung zur Vermeidung von Fehlern (Dresing & Pehl, 2018), nach erfolgter Transkription die Audiodatei mehrfach angehört und mit dem transkribierten Skript verglichen.

3.5.2 Datenanalyse

Offenes, axiales und selektives Codieren
Die Grounded Theory Methodologie wird auch die „Methode des permanenten Vergleichens" genannt (Döring & Bortz, 2016; Mey & Mruck, 2020b; Strübing, 2021). Dabei werden verschiedenen Phasen des offenen, axialen und selektiven Codierens beschrieben (Strauss & Corbin, 1990). Ein Code wird als die kleinste Einheit von Theorien verstanden (Mey & Mruck, 2020b). Beim offenen Codieren wird sehr eng am Text codiert (siehe Tabelle 3.3), um das „Datenmaterial aufzubrechen" (Truschkat et al., 2005).

Tabelle 3.3 Beispiele offener Codierung

Interviewzitate	Offene Codierung
„und da war der Austausch schon mal ganz initial und ganz wichtig […] wo sieht, wo sieht das Team die Probleme, um es genau da anzusetzen"	Austausch – an den Problemen des Teams ansetzen
„Da braucht man quasi immer die Information vom Pflegeteam."	Man braucht Information vom Pflegeteam
„Ähm und genau dementsprechend geht es auch darum, sozusagen diese Fragestellungen dann auch im Team zu beantworten und in der Profession Pflege auch zusammen zu agieren und in den Austausch zu gehen."	Fragestellung im Austausch im Team beantworten – in der Profession Pflege zusammen agieren – in den Austausch gehen
„Und ich hatte schon vorhin kurz erwähnt, die Pflegevisite ist da ein gutes Element, um im Austausch zu sein, zu bleiben"	Pflegevisite als gutes Element im Austausch zu sein und zu bleiben

Dabei werden sogenannte in-vivo Codes, in den Daten vorhandene Codes und sozial-konstruierte Codes, sich am Datenmaterial orientierende Codes, unterschieden (Mey & Mruck, 2020b). Codes wurden miteinander verglichen und solche mit ähnlicher Bedeutung in Kategorien zusammengefasst. Subkategorien wurden daraufhin auf Eigenschaften und Dimensionen überprüft. Exemplarisch wird dies nachfolgend an der Subkategorie „Im Austausch sein und bleiben" dargestellt (siehe Tabelle 3.4.).

Grundsätzlich ist das Ziel der Grounded Theory durch die verschiedenen Phasen des Kodierens und dem Prinzip des „permanenten Vergleichens" im Prozess

Tabelle 3.4 Exemplarische Übersicht Eigenschaften und Dimensionen

„Im Austausch sein und bleiben"

Kodierung	Eigenschaften	Dimension
Austausch – an den Problemen des Teams ansetzen	Austausch – Perspektiven, Bedarfe und Kompetenzen des Teams einbinden	Schon mal ganz initial Ganz wichtig
Man braucht Information vom Pflegeteam	Angewiesen sein auf das Pflegeteam	Quasi immer Information
Fragestellung dann auch im Austausch im Team beantworten – in der Profession Pflege zusammen agieren – in den Austausch gehen	– In den Austausch gehen – Als Profession zusammen agieren	immer in Bezug auf Patientenfall
Pflegevisite als gutes Element im Austausch zu sein und zu bleiben	Instrument zur Förderung des Austausches – Pflegevisite	Aktuell sowie kontinuierlich

eine neue, in den Daten verankerte Theorie zu entwickeln (Strauss & Corbin, 1990; Mey & Mruck, 2020b).

Das Kodierparadigma wird bei Strauss und Corbin (1996) als ein zentrales Element des axialen Codierens beschrieben. Es beschreibt das zentrale Phänomen hinsichtlich des Kontextes, der ursächlichen und intervenierenden Bedingungen, der Interaktionen und Strategien, sowie Konsequenzen (Mey & Mruck, 2020b; Strübing, 2021). Das Kodierparadigma kann prinzipiell sowohl zur Analyse als auch als Methode der Ergebnispräsentation eingesetzt werden (Mey & Mruck, 2020b).

Im Prozess wurden Fragen an das empirische Datenmaterial gestellt, um die einzelnen Kategorien zu ergründen und weiter zu verdichten. Nachfolgend wird dies am Beispiel der „Vorbehalte" veranschaulicht (siehe Tabelle 3.5.).

Aufgrund dessen, dass sich das zentrale Phänomen auf einen Prozess bezieht, wurde das Codierparadigma im Rahmen der Analyse zur Strukturierung und in Beziehung setzen der Ergebniskategorien angewendet. Zur Ergebnisdarstellung wurde die Darstellung mittels Handlungsprozessmodell gewählt (siehe Abbildung 4.1; Zusatzmaterial).

3.5 Verfahren der Datenauswertung

Tabelle 3.5 Fragenbeispiele axiales Codieren „Vorbehalte"

Fragenbeispiele beim axialen Codieren in Bezug auf Vorbehalte:
Welche Vorbehalte werden formuliert?
Wie werden die Vorbehalte beschrieben?
Was sind die Kennzeichen der Vorbehalte?
Wodurch können Vorbehalte beeinflusst werden?
Wie wirken sich Vorbehalte auf die Zusammenarbeit aus?
Wann und wodurch wird eine Veränderung der Vorbehalte beschrieben?

Memos

Neben dem Codieren wird dem Schreiben von Memos bei der Interpretation und Konzeptualisierung in Anlehnung an die Grounded Theory Methodologie eine wichtige Bedeutung zugeschrieben. Im Forschungsprozess wurden verschiedene Memos erstellt und gemäß ihrer Funktion in theoretische Memos, Methodenmemos und Reflexionsmemos unterschieden (Mey & Mruck, 2020b; Strübing, 2021).

Aspekte, die sich auf die Theorieentwicklung beziehen, wurden in theoretischen Memos festgehalten. Während der Analyse war beispielsweise recht schnell deutlich, dass es sich um einen Prozess handelt, da in allen Interviews eine Veränderung beschrieben wird. Zur weiteren Identifikation wurden Fragen zur Konzeptionalisierung des Prozesses entwickelt (siehe Tabelle 3.6).

Tabelle 3.6 Fragen zur Konzeptionalisierung der Theorie

Was ist es für ein Prozess?
Wie ist der Prozess?
Wer ist am Prozess beteiligt?
Wann und wodurch wird im Prozess Veränderung beschrieben?
Was ist der Auslöser für den Prozess?

Methodenmemos wurden in Bezug auf weiterzuverfolgende Themen, die Entwicklung von Interviewfragen, möglicher Vergleiche verfasst. Das Thema Hierarchie und Zusammenarbeit ist so beispielsweise auf der Grundlage der Interviewanalyse in die Befragung aufgenommen worden. So hat sich im Verlauf die Frage gestellt:

Welcher Bedeutung Hierarchie in Bezug auf die Zusammenarbeit zukommt?

Während der Analyse wurden neben den Codierungen auch Gedanken, Assoziationen und Fragen zu den einzelnen Codes in Reflexionsmemos festgehalten und in den weiteren Prozess einbezogen.

3.6 Gütekriterien

Hinsichtlich der Transparenz und Nachvollziehbarkeit im Sinne der wissenschaftlichen Güte von qualitativen Studienergebnissen gibt es vielfältige Diskussionen und verschiedene Gütekriterien auf die Bezug genommen werden kann (Döring & Bortz, 2016). Diese Arbeit orientiert sich an den Gütekriterien der Psychologin Ines Steinke (2010). Innerhalb der sieben Kernkategorien „intersubjektive Nachvollziehbarkeit, Indikation, empirische Verankerung, Limitation, reflektierte Subjektivität, Kohärenz und Relevanz", werden Unterkriterien benannt und Vorschläge zur methodischen Umsetzung gegeben (Döring & Bortz, 2016, S. 111). Einige Aspekte wurden bereits in der methodischen Planung des Forschungsvorhaben berücksichtigt und im methodischen Vorgehen (Kapitel 3) beschrieben. Weitere Aspekte werden in der Diskussion (Kapitel 5) reflektiert.

Darüber hinaus wurde die Reporting Guideline Consolidated criteria for reporting qualitative studies (COREQ) (Tong et al., 2007) in die Entwicklung des Forschungsvorhabens sowie in die Ergebnispräsentation einbezogen (siehe Zusatzmaterial). Diese wird bei der Veröffentlichung qualitativer Forschungsergebnisse vom Equator Netzwerk empfohlen (Equator-Network, 2023).

3.7 Forschungsethische und rechtliche Überlegungen

Das Forschungsvorhaben wird gemäß der Deklaration von Helsinki (WMA, 2013) und der Leitlinien zur Sicherung guter wissenschaftlicher Praxis (DFG, 2019) durchgeführt. Darüber hinaus wurden der Ethikkodex der Deutschen Gesellschaft für Pflegewissenschaft (DGP, 2016) hinzugezogen. Vor der Erhebung der qualitativen Daten wurde ein Votum der Ethik-Kommission des Universitätsklinikums Freiburg eingeholt (Ethikantrag Nr. 23–1272-S2). Dies ist insbesondere durch die Erhebung empirischer Daten innerhalb der geplanten Interviews inklusive Audioaufnahmen begründet.

3.7.1 Forschungsethische Überlegungen

Die Zielgruppe der Pflegefachpersonen – in der Rolle als APN – ist primär keine vulnerable Gruppe. Es ist davon auszugehen, dass bei den Interviewproband:innen keine Einschränkung der Selbstbestimmungsfähigkeit vorliegt. Die Entscheidung zur freiwilligen und unabhängigen Teilnahme kann uneingeschränkt getroffen werden (Schnell & Dunger, 2018; Schrems, 2017). Infolgedessen unterliegt die Zielgruppe keiner spezifischen Schutzbedürftigkeit im Allgemeinen (Riedel & Lehmeyer, 2021; Mayer, 2015). Im Ethikantrag (23–1272-S2) sind Aspekte zur ethischen Prognose und ethischen Prävention potenzielle Belastungen sowie Risiken beschrieben und wurden bei der Bearbeitung berücksichtigt.

3.7.2 Rechtliche Aspekte zum Datenschutz

Bei der Erhebung, Verarbeitung und Verbreitung von Rohdaten wurden die Regelungen der europäischen Datenschutz-Grundverordnung (EU-DSGVO), sowie des Bundesdatenschutzgesetzes (BDSG-neu) und der Landesdatenschutzgesetze (LDSG) beachtet. Die Inhalte orientieren sich zudem an der *„Handreichung für Ethik-Kommissionen für die Beratung und Bewertung von Studien im Hinblick auf datenschutzrechtliche Aspekte"* (AKEK, 2020).

Die Teilnehmenden wurden vor dem Interview sowohl mündlich als auch schriftlich hinsichtlich des Vorhabens, der Rechte und der Verarbeitung der Rohdaten aufgeklärt. Bei Zusage der Teilnahme wurde vorab eine schriftliche Einwilligung eingeholt. Die Rohdaten sind zweckgebunden und in der wissenschaftlichen Qualifikationsarbeit begründet. Die Daten wurden pseudonymisiert bearbeitet. Aufgrund der kleinen Zielgruppe wurde zur Wahrung größtmöglicher Anonymität und zum Ausschluss jeglicher Rekonstruktion, einzelne Interviewzitate im Text anonym, ohne Angabe von Quellen zitiert (Morse, 1998). Die Einwilligungserklärungen und pseudonymisierten Interviewtranskripte werden vom Institut für Pflegewissenschaft der Albert-Ludwigs-Universität Freiburg unter Verschluss und eingeschränktem Zugriff datenschutzkonform archiviert. Eine Publikation der Daten ist in anonymisierter Version durch die Autorin möglich. Hierüber wurden die Teilnehmer:innen im Zuge der Einwilligung informiert.

Empirische Ergebnisse 4

Im Folgenden wird im Handlungsprozessmodell (siehe Abbildung 4.1.) ein Überblick über den erlebten Prozess der Interaktion von APNs in der Zusammenarbeit mit Pflegefachpersonen in der Bereichspflege gegeben. Anschließend wird das zentrale Phänomen (siehe 4.2.) und die verschiedenen Einflussfaktoren und Bedingungen (siehe 4.3.), Strategien, Handlungen und Interaktionen (siehe 4.4.), sowie Folgen und Konsequenzen (siehe 4.5.) in Bezug auf das zentrale Phänomen detailliert beschrieben.

4.1 Handlungsprozessmodell

Die Herausforderung geriatrischer Versorgung im Krankenhaus und die dadurch begründete Einführung des neuen Versorgungskonzeptes Advanced Practice Nursing in deutschen Krankenhäusern erfordern eine intradisziplinäre Zusammenarbeit zwischen APNs und Pflegefachpersonen in der sonst üblichen Bereichspflege.

Das zentrale Phänomen der Zusammenarbeit wird zunächst geprägt durch die *Komplexität geriatrischer Multimorbidität der Patient:innen*. Diese erfordert „spezielles Fachwissen", sowie eine „ganzheitliche", „interdisziplinäre Versorgung". Da sich geriatrische Patient:innen auf allen Stationen eines Krankenhauses befinden und geriatrische Phänomene nur als *Nebendiagnose* einer Behandlung

---

Ergänzende Information Die elektronische Version dieses Kapitels enthält Zusatzmaterial, auf das über folgenden Link zugegriffen werden kann https://doi.org/10.1007/978-3-658-46579-7_4.

© Der/die Autor(en), exklusiv lizenziert an Springer Fachmedien Wiesbaden GmbH, ein Teil von Springer Nature 2024
A. Feist, *Zusammenarbeit von Advanced Practice Nurses und Pflegefachpersonen im Kontext geriatrischer Versorgung*, BestMasters,
https://doi.org/10.1007/978-3-658-46579-7_4

gelten, steht der Patient:innenbedarf im Widerspruch mit den *funktionalen, fachbereichspezifischen, hochspezialisierten Versorgungsstrukturen* der Krankenhäuser. Rahmenbedingungen wie *zeitliche und personelle Ressourcen*, unterschiedliche *Versorgungssettings* innerhalb des Krankenhauses, sowie *fehlende Versorgungsstrukturen und Strategien* werden als zusätzliches Hemmnis in Bezug auf die Versorgung, sowie auf die Zusammenarbeit mit der eigenen Berufsgruppe gesehen. APNs beschreiben in diesem Zusammenhang dass Patient:innenbedarfe geriatrischer Patient:innen im Krankenhaus häufig „nicht bedarfsgerecht" erfüllt werden können und die „Versorgung wesentlich durch Pflegefachpersonen kompensiert" werden müssen.

In Bezug auf die Profession Pflege wird die *Tradition gleicher Tätigkeiten und Aufgaben* von Pflegefachpersonen als für den Kontext prägend erlebt. *Unterschiede* werden hinsichtlich des *Qualifikations- und Kompetenzniveaus*, sowie der *Perspektiven* unter Pflegefachpersonen und insbesondere durch die Entwicklungen der Akademisierung beschrieben.

Auf das zentrale Phänomen *Zwischen Vorbehalt und Akzeptanz – einen Prozess beruflicher Identitätsfindung ausbalancieren* können verschiedene intervenierende Faktoren Einfluss nehmen (siehe Abbildung 4.1.; Zusatzmaterial). Bereits vor der Einführung der APN-Rolle kann mittels Informationen und *Vorbereitungen der Implementierung* von Vorgesetzten eine Entwicklung von *Vorbehalten* beeinflusst werden. Der *Faktor Zeit* prägt den *Prozess beruflicher Identitätsfindung* und ist bei der Implementierung zu beachten. Es wird ein „wirklich sehr langsamer" Prozess erlebt, der sehr viel Zeit benötigt, um beispielsweise „sich kennen zu lernen" und eine „persönliche Beziehung" zum Team aufzubauen. Dabei nimmt die *Persönlichkeit der APN* in der Interaktion mit den Kolleg:innen des Pflegeteams eine bedeutende Rolle ein. Auch das jeweilige berufliche Selbst- und Rollenverständnis kann Einfluss auf die Zusammenarbeit nehmen. Zudem wirken sich der Führungsstil sowie das jeweilige Führungsverständnis auf die Bereitschaft der Kooperation im Team aus. Der Prozess ist weiterhin abhängig von verschiedenen Erwartungen aller Beteiligten – der APN, den Vorgesetzten und den Teammitgliedern – sowie von der Unterstützung derer. Personalwechsel können die Entwicklung unterbrechen und machen dann eine wiederholte *kommunikative Einbindung aller Beteiligter* notwendig. Weiterhin wirkt sich die Umsetzbarkeit und Relevanz für den pflegerischen Alltag für die Bereichspflege auf das *Erkennen von Vorteilen und Erleben von Veränderung* aus. Diese können sich förderlich auf die Entwicklung von *Akzeptanz* auswirken.

4.1 Handlungsprozessmodell

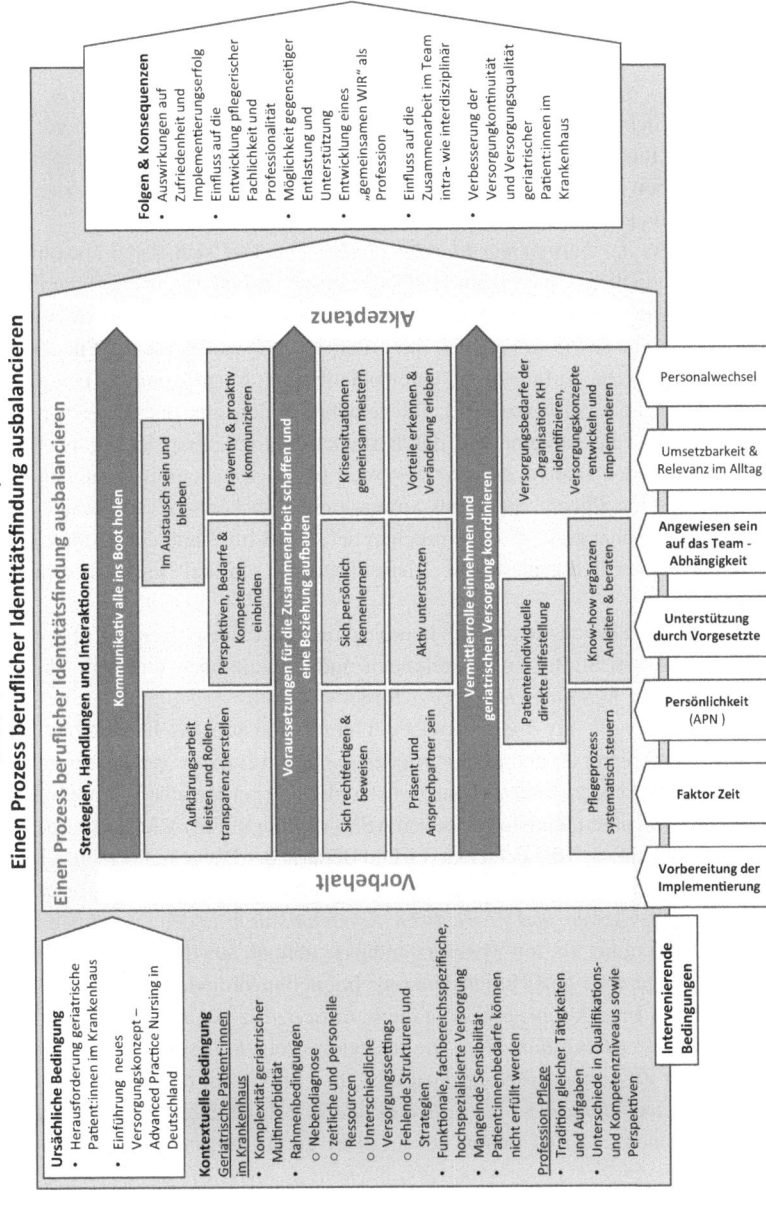

Abbildung 4.1 Handlungsprozessmodell. (Eigene Darstellung)

Die Zusammenarbeit wird maßgeblich durch die Abhängigkeit der APN zum Team bestimmt. APNs sind sich bewusst, dass sie bei der Konzeptimplementierung und in Bezug auf die Zusammenarbeit *auf das Team angewiesen* sind. Diesbezüglich erleben APNs mit Schwerpunkt der Versorgung geriatrischer Patient:innen in deutschen Krankenhäusern hinsichtlich intradisziplinärer Zusammenarbeit *Zwischen Vorbehalt und Akzeptanz – einen Prozess beruflicher Identitätsfindung auszubalancieren.*

Der *Prozess der beruflichen Identitätsfindung* bezieht sich dabei sowohl auf die APN als auch auf das Team. APNs erleben *Vorbehalte* in der Interaktion mit der eigenen Berufsgruppe gegenüber dem neuen Rollenkonzept – Advanced Practice Nursing, sowie gegenüber ihrer Person, als akademisierte Pflegefachperson mit anderen Aufgaben in unterschiedlichen Ausprägungen. Die ihnen entgegengebrachten *Vorbehalte* der Pflegefachpersonen aus der Bereichspflege müssen zunächst ausgeräumt und durchbrochen werden. Erst dann können die APNs als „Teil des Teams" *akzeptiert* werden und sich gegenseitig unterstützen, um als Profession Pflege „an einem Strang ziehen zu können". Insgesamt wird aufgrund der „Abhängigkeit" das Vorgehen der APNs im Sinne des *Ausbalancierens* verschiedener Bedürfnisse sehr „kleinschrittig", „sensibel" und „empathisch" gewählt.

Das zentrale Phänomen ist sehr komplex und wird im Folgenden in weitere Unterprozesse von Strategien, Handlungen und Interaktionen unterteilt, die die Entwicklung von *Akzeptanz im Prozess* fördern können.

Kommunikativ alle ins Boot holen ist ein Interaktionsprozess. Es wird beschrieben, dass von Anfang an und immer wieder *Aufklärungsarbeit geleistet* wird, um *Rollentransparenz herzustellen,* ebenso wie fachlich für geriatrische Versorgungsbedarfe zu sensibilisieren. Zudem versuchen APNs von Beginn an *im Austausch zu sein und zu bleiben,* um auch die Perspektiven und Bedarfe der Pflegefachpersonen in der Bereichspflege einzubeziehen. Innerhalb des dynamischen Veränderungsprozesses kommt einer *proaktiven und präventiven Kommunikation* in der Zusammenarbeit besondere Bedeutung zu, um Missverständnisse zeitnah aus dem Weg räumen zu können und *Akzeptanz* hinsichtlich der konzeptionellen Veränderung zu bewirken.

Ein weiterer Interaktionsprozess ist die *Voraussetzung für die Zusammenarbeit schaffen und Beziehung aufbauen.* Die Interviews zeigen, dass es hinsichtlich der Förderung der Zusammenarbeit essenziell ist, *sich im Verlauf des Prozesses beruflicher Identitätsfindung persönlich kennenzulernen.* Eine hohe *Präsenz* der APN auf den Stationen und sich immer wieder aktiv als *Ansprechpartner* anzubieten,

4.1 Handlungsprozessmodell

wird dabei als notwendig und förderlich beschrieben. Während sich APNs anfänglich in ihrer Rolle *rechtfertigen und beweisen* müssen, werden *aktive Unterstützung* und *gemeinsam gemeisterte Krisensituationen* als hilfreich angesehen, mit der Zeit eine Beziehung zum Team aufzubauen. APNs erleben die Zusammenarbeit, als gut, wenn Pflegefachpersonen *eine Veränderung* der alltäglichen Versorgungspraxis *erleben* und *Vorteile* des neuen Konzeptes *erkennen*. Hierdurch kann Offenheit für den Veränderungsprozess und *Akzeptanz* entwickelt werden.

In Bezug auf die geriatrische Versorgung *nehmen* Advanced Practice Nurses eine *Vermittlerrolle ein und koordinieren den geriatrischen Versorgungsbedarf*. Sie arbeiten strukturell und identifizieren Versorgungsbedarfe der Organisation, initiieren und begleiten Veränderung. Zudem leisten sie patientenindividuell, konkrete Hilfestellung in der *direkten Patient:innenversorgung*. Diese basiert einerseits auf der *systematischen Steuerung des Pflegeprozesses*, Pflegebedarfe zu erkennen, entsprechende Maßnahmen einzuleiten und konkrete pflegerische Fachexpertise anzufordern, sowie andererseits in der Versorgungssituation spezifisches *Know-how zu ergänzen*, Pflegefachpersonen *anzuleiten und zu beraten* sowie die Umsetzung ihrer Empfehlungen *aktiv zu unterstützen*.

Konsequenzen des zentralen Phänomens *Zwischen Vorbehalt und Akzeptanz – einen Prozess beruflicher Identitätsfindung ausbalancieren* wirken sich *auf die Zufriedenheit der APN sowie auf den Implementierungserfolg* des APN-Konzeptes aus. Zudem kann durch das zentrale Phänomen *pflegerische Fachlichkeit und Problembewusstsein* entwickelt und darüber hinaus *gegenseitige Unterstützung* und *Entlastung* bei der *Herausforderung der Versorgung geriatrischer Patient:innen* ermöglicht werden. APNs beschreiben, dass durch die intradisziplinäre Zusammenarbeit „pflegerische Professionalität gestärkt" werden kann. Weiterhin nimmt der *Prozess der beruflichen Identitätsfindung* im Team *Einfluss auf die intra- sowie interdisziplinäre Zusammenarbeit*. Die Geschlossenheit der eigenen Berufsgruppe wird dabei als „Voraussetzung für eine notwendige, interdisziplinäre Zusammenarbeit" gesehen, denn eine gemeinsame Zielsetzung und geteilte Werte ermöglichen es ein „*gemeinsames WIR* " *als Profession Pflege* zu entwickeln.

APNs beschreiben eindrücklich, dass der *Prozess beruflicher Identitätsfindung* bei gegenseitiger *Akzeptanz* zu einer *Verbesserung der Versorgungskontinuität und -qualität geriatrischer Patient:innen im Krankenhaus* beitragen kann.

4.2 Zentrales Phänomen

Der intradisziplinären Zusammenarbeit wird in den Interviews der APNs eine große Bedeutung beigemessen. Diese wird als „absolut elementar" bezeichnet. Dabei erleben APNs hinsichtlich der Versorgung geriatrischer Patient:innen in deutschen Krankenhäusern das zentrale Phänomen *Zwischen Vorbehalt und Akzeptanz – einen Prozess beruflicher Identitätsfindung ausbalancieren*. Bei Implementierung eines APN-Konzeptes werden APNs von der eigenen Profession Pflegender zunächst als „fremd" – bedingt auch durch ihr im Vergleich zur gewohnten Bereichspflege anderes Aufgabengebiet – wahrgenommen. Dies löst *Vorbehalte* bei Pflegefachpersonen aus, welche sich auf die intradisziplinäre Zusammenarbeit auswirken. *Vorbehalte* unter Pflegefachpersonen werden in allen Interviews thematisiert und insbesondere bei Einführung der APN-Rolle als fest „verankert" und sehr präsent erlebt. Die Vorbehalte beziehen sich auf die studierte Pflegefachperson, sowie auf das neue Rollenkonzept Advanced Practice Nursing. Eine APN mit Implementierungserfahrung in unterschiedlichen Krankenhäusern äußert sich wie folgt:

„*[...] generell ist das, glaube ich, wenn man NEU anfängt, als Advanced Practice Nurse, dass die Kollegen Vorbehalte haben. Und manchmal sind die Vorbehalte in der eigenen Berufsgruppe groß.*"

In Bezug auf die Kolleg:innen wird in den Interviews überwiegend nicht von entgegengebrachten Erwartungen gesprochen, wie eher von *Vorbehalten*. Diese werden mit Unwissen, Ängsten und Unsicherheit in Bezug auf die neue Rolle begründet. Im folgendem Interviewzitat wird dies exemplarisch von einer anderen APN einer Klinik der Maximalversorgung beschrieben:

„*Ja, also ich weiß gar nicht, ob man das Erwartungen im ersten Moment nennen kann, weil vielen die Rolle ja gar nicht bewusst war, was das eigentlich ist. Deswegen waren das weniger Erwartungen als vielmehr Ängste und Vorbehalte.*"

Die *Vorbehalte* werden von den APNs antizipiert und in die eigene Erwartungshaltung übernommen. Im Interview werden diese häufig mit dem sprachlichen Stilmittel der wörtlichen Rede geäußert. Beispielhaft veranschaulicht dies folgendes Zitat einer APN mit langjähriger Erfahrung in der Rolle als APN:

„*Es waren eher so Vorbehalte, so ‚Ei da kommt jetzt [ein:e Studiere:r, die/der] wird eh noch vorm PC sitzen und da irgendwas theoretisch ausklamüsern, was wir dann umsetzen müssen. Und die/der hat eigentlich gar keine Ahnung von der Praxis.'*"

4.2 Zentrales Phänomen

In der Interaktion wird die Frage nach der Identität der Person und der neuen Rolle immer wieder gestellt und überprüft, welcher *beruflichen Identität* die APN zugeordnet werden kann. Bei dem Prozess der Einordnung der APN werden durch das bestehende pflegerische Team Merkmale der fremden Gruppe der Advanced Practice Nurses – akademische qualifizierte Pflegefachpersonen auf Masterniveau – negativ assoziiert. Als Beispiele für negativen assoziierte Merkmale werden „arbeiten am PC", „kontrollieren", „theoretisch ausarbeiten", „sagen was wir umsetzen müssen" benannt. Kennzeichen der eigenen Gruppe Pflegender werden hingegen positiv assoziiert, wie die „direkte Arbeit am Patienten", „Pflegende:r/ eine:r von uns", „Nutzen für tägliche Praxis spürbar", „praktisch arbeiten". Die Zuordnung wirkt dabei ähnlich wie Stereotype. Eine Pflegefachperson, welche im Krankenhaus die erste akademisierte Person war und eine APN-Rolle entwickelt hat, beschreibt Erfahrungen im Interview wie folgt:

> *„Das heißt, niemand konnte damit wirklich was anfangen. Keiner kannte das. Jeder hat bestimmte, ja Vorstellungen, Vorurteile, vielleicht auch im Kopf."*

Die Gegenüberstellung positiv und negativ bewerteter Merkmale wird retrospektiv in diesem Zitat einer APN deutlich, die sich aus dem Team heraus in diese Rolle entwickelt hat:

> *„Also um das Bild zu bedienen, ich war jetzt nicht ,der Eindringling von außen der erhobenen Zeigefingers kommt' [...] Ich hatte so das Gefühl, ich bin halt so, ,das ist [eine:r] von uns, [die/der] sich halt weiterentwickelt hat' und es wurde dann auch größtenteils anerkannt."*

Obwohl die Reaktionen und Vorbehalte für die APNs im Rahmen der Rollenimplementierung dazugehören, „ein bisschen vorhersehbar" sind und „immer mitgedacht werden müssen", variieren sie in der Vielfalt und Intensität. APNs beschreiben anfänglich neben der Konfrontation mit *Vorbehalten*, „kritisch beäugt" und mit „Skepsis" konfrontiert zu werden. Die Ausprägung der ihnen entgegengebrachten „Skepsis" wird anfänglich meist als sehr hoch und beeinflusst durch intervenierende Bedingungen beschrieben (siehe 4.3.3). Dabei erleben sie häufig zunächst vom Team ausgegrenzt zu sein und fühlen sich allein. Sie erzählen zu Beginn eine Einzelstellung zu haben und wesentlich auf sich gestellt zu sein, um einen Zugang und Umgang mit dem Team zu finden und die Herausforderung der Integration zu meistern (siehe 4.4.2.). Eine APN schildert ihre Erfahrung im Rückblick einer erfolgreichen Rollenimplementierung:

> *„Und ich war dann [die/der] Einzige auch vor Ort, [die/der] sich da rechtfertigen musste und da auch sich dem zu Recht Unmut der Stationen angehört hat. Und ja, das waren so viele Hürden."*

In der intradisziplinären Zusammenarbeit können so entgegengebrachte *Vorbehalte* Bestätigung finden oder mittels intradisziplinären Handlungen und Interaktionen im Verlauf des *Prozesses beruflicher Identitätsfindung* ausgeräumt werden (siehe 4.4.). Nachfolgendes Zitat einer APN veranschaulicht den Umgang mit *Vorbehalten* exemplarisch und teilt ihr berufliches Selbstverständnis in Bezug auf den Umgang mit Delir im Krankenhaus:

> *„Damit muss ich dann erstmal aufräumen und das würde es irgendwie nutzen können zu sagen ‚Hey, wir sind Pflegefachkräfte!' und nicht [...] ‚ich bin nur Pflegekraft, sagen Sie dem Arzt.' Nee, wir sind auch selbstständig und können das genauso schon beraten. Also wenn wir natürlich gewisse Sachen natürlich abgrenzen [...] bin ich genauso fähig, als Pflegekraft das zu sagen [...] Aber da sind wir selbstständig und können auch Dinge entscheiden und können auch Ärzte beraten mit unserem pflegefachlichen Know-how."*

In den Interviews wird deutlich, dass die meisten APNs, wie im beschriebenen Zitat, sich selbst sehr stark mit ihrer eigenen Profession identifizieren. Die Auseinandersetzung mit unterschiedlichen Perspektiven auf die Profession Pflege kann die eigne *berufliche Identitätsfindung* unterstützen. Im Prozess können entgegengebrachte *Vorbehalte* durch die Kategorisierung und Abgrenzung mit einer „empfindlichen [...] manchmal auch überempfindlichen" Reaktion von Pflegenden verbunden sein, wie folgendes Zitat einer APN mit langjähriger Berufs- und Implementierungserfahrung zeigt:

> *„Ich versuche auch, kein Snob zu sein. Das ist, glaube ich (/). Da haben Kollegen, habe ich immer das Gefühl, manche sind da sehr empfindlich, manchmal. Manchmal vielleicht auch überempfindlich."*

In diesem Zitat wird auch deutlich wie der *Vorbehalt* ein Snob sein von der APN angenommen wurde und sich auf die Strategien, Handlungen und Interaktionen auswirkt. Aussagen mit Bezug auf die Implementierung der APN-Rolle werden in allen Interviews sehr vorsichtig, unter häufiger Anwendung der sprachlichen Abschwächung durch „manche", „manchmal" oder auch „bisschen" und „vielleicht" formuliert. Zudem wird das sprachliche Mittel des Euphemismus zur Abschwächung verwendet, obwohl der *Prozess beruflicher Identitätsfindung*

4.2 Zentrales Phänomen

zwischen Vorbehalt und Akzeptanz als „schwierig", „herausfordernd" und „langwierig" im Sinne „ein dickes Brett zu bohren" erlebt wird. Eine APN im Fachbereich Chirurgie äußert sich wie folgt:

> „Ich habe immer so ein bisschen den Eindruck, es sind halt alles kleine Königreiche. Und das macht es, macht es nicht (/). Das macht es in der Hinsicht nicht einfach. (…) […] Das macht es dann manchmal, dann in der Hinsicht ein bisschen, ein bisschen schwierig, weil das auch ein dickes Brett zu bohren ist."

Aufgrund der beschriebenen Empfindlichkeit im Zusammenhang der *Vorbehalte* bei gleichzeitiger Abhängigkeit zum Team (siehe 4.3.3) muss der Prozess mit viel „Feingefühl" *ausbalanciert* und „ausgelotet" werden um *Akzeptanz* zu erlangen. Daher kommt einem „kleinschrittig", „sensiblen" und „empathischen" Vorgehen der APN eine große Bedeutung zu. Das nachfolgende Zitat einer APN einer Klinik der Maximalversorgung betont zusätzlich die hohe Intensität der Vorbereitung, das hohe Maß an Empathie, sowie die Bedeutung in der Zusammenarbeit als Pflegefachperson identifiziert werden zu können. Eine APN in der Implementierungsphase schildert:

> „Das braucht sehr, sehr viel Vorbereitung und es braucht sehr viel auch nett sein zu den Leuten, Hilfe anbieten, auch tatsächlich unterstützen und auch einfach na, ja persönlich präsent zu sein. So dass man auch als als [Pflegende:r] wahrgenommen wird."

Eine Advanced Practice Nurse mit langjähriger Implementierungserfahrung beschreibt dies folgendermaßen:

> „Und das ist kleinschrittig, manchmal sehr mühsam, aber es lohnt sich dann halt auch immer dranzubleiben. (…) Da gibt es, glaube ich, kein, kein Geheimrezept."

Allgemeingültige, erfolgsversprechende Strategien zur gelingenden Implementierung werden bisher als unbekannt aufgrund des komplexen und sehr individuellen Prozesses und der Abhängigkeit von vielen Einflussfaktoren beschrieben. Eine APN mit mehr als fünf Jahren Implementierungserfahrung in der Rolle sagt:

> „Ja, ich meine, im Nachhinein frage ich mich auch, wie ich es geschafft habe. Weil ich vielleicht jung und naiv war, ich weiß auch nicht."

Dennoch können aus den beruflichen Erfahrungen der APNs hilfreiche Strategien (siehe 4.4.) für die Zusammenarbeit abgeleitet werden.

In den Interviews wird eine Veränderung beziehungsweise Entwicklung hinsichtlich der intradisziplinären Zusammenarbeit beschrieben. Dies begründet die zur Planung abweichende Ergebnisdarstellung mittels Handlungsprozessmodell. Sprachlich wird der *Prozess* durch die Anwendung von Worten zur zeitlichen Einordnung wie z. B. „am Anfang", „von Beginn an", „dann", „jetzt", „mittlerweile" deutlich. Inhaltlich bezieht sich die Entwicklung auf z. B. *„Vorbehalte"*, „zugehörig sein zum Team", *„Akzeptanz"*. „Anders zu sein" im Team, sowie „gegenseitige Unterstützung" (siehe 4.5). Die beschriebene Andersartigkeit der APN bezieht sich auf Merkmale wie anderer Auftrag, unterschiedliche Interessen und Hintergründe, welche andere Ansichten und Blickwinkel auf das Thema Pflege mit sich bringen, sowie eine andere Sprache.

Eine APN mit Erfahrungen aus ihrer vorherigen APN-Stelle reflektiert dies so:

„Ich bin anders, weil ich bin nicht besser. Ich bin anders und ich habe andere Aufgaben und bring auch andere Kompetenzen mit. Und mit dem Wort anders. Das macht es einfach. Das macht es einfacher, weil es bedeutet, du bist auch anders und du hast vielleicht auch andere Sachen, die dann, die du kannst."

Im zentralen Phänomen geht es darum die Balance der beruflichen APN-Identität zu finden und zwischen „anders sein dürfen" und dennoch „als Teil des Teams akzeptiert sein" auszubalancieren. In diesem Prozess verändert sich die Zuordnung der APN langsam. Eine Differenzierung „anderer Aufgaben" und die Zuordnung der APN zur Profession Pflege entwickelt sich dabei (siehe 4.5.). Manche Interviewpartner:innen geben Einblicke in die Herausforderungen und Chancen der Implementierungsphase. Andere APNs, die seit mehr als fünf Jahren die Rolle implementieren, beschreiben eine positive Veränderung und Verbesserung der Zusammenarbeit in diesem schwierigen, herausfordernden und langwierigen Veränderungsprozess *beruflicher Identitätsfindung*.

Eine weitere bedeutende Rolle bei dem Prozess hat das Thema Hierarchie. APNs beschreiben Kontrolle, „Machtgeschichten" und Hierarchie als negativ assoziierte Themen, welche auf Ablehnung bei Pflegefachpersonen stoßen und sich hinderlich auf den Prozess auswirken. In diesem Zusammenhang sind die Kontextfaktoren einer Profession mit traditionell gleichen Aufgaben in der Bereichspflege zu berücksichtigen (siehe 4.3.2). Eine APN berichtet aus internationalen Erfahrungen:

„Ich finde, in Deutschland wird Hierarchie immer so gedacht: ‚Der oben sagt dem unten.' Und im [Ausland] hatte ich immer so das Gefühl, dass die Leute auch denken: ‚Der untere sagt dem Oberen was seine Erwartungen sind, was er auch für ihn tun soll.'

4.2 Zentrales Phänomen

Konfliktgespräche führen, kritische Themen ansprechen. (...) das zeigt sich schon, dass die da, ein anderes berufliches Selbstverständnis haben (...) als Pflegende."

Es wird deutlich, wie unterschiedlich Definitionen von Hierarchie sein können. Im Zusammenhang Einführung der Rolle und Zusammenarbeit ist mittels geeigneter Strategien die Balance zwischen der Akzeptanz des anderen, höheren Qualifikationsniveaus der neuen Rolle, bei gleichzeitiger Ablehnung von Hierarchie zu finden (siehe 4.4). *Eine APN einer Klinik der Maximalversorgung beschreibt dies so:*

„[...] dementsprechend geht es auch darum, sozusagen diese Fragestellungen dann auch im Team zu beantworten und in der Profession Pflege auch zusammen zu agieren und in den Austausch zu gehen."

Die Komplexität des zentralen Phänomens *Zwischen Vorbehalt und Akzeptanz – einen Prozess beruflicher Identitätsfindung ausbalancieren* zeigt sich auch dadurch, dass sich die Frage der beruflichen Identität nicht nur innerhalb des Pflegeteams stellt. Gleichzeitig durchlebt die APN einen persönlichen *Prozess beruflicher Identitätsfindung* in ihrer Rolle als APN und beeinflusst durch ihr berufliches Selbstverständnis wiederum die Interaktionen, Strategien und Handlungen in der Zusammenarbeit (siehe 4.4.). Eine APN reflektiert dies wie folgt:

„Ja, das war dann schon, ähm (..) am Anfang eine Herausforderung und eben auch ein Findungsprozess jeweils, in den jeweiligen Teams, aber natürlich auch mit sich selber, mit der Interpretation seiner Rolle."

Mehrere APNs beschreiben zu Beginn der APN-Rollenübernahme eine Herausforderung durch persönlichen Druck mit ihrer Fachkompetenz der APN-Stelle gerecht werden zu können. Hinzu wirken entgegengebrachte *Vorbehalte* druckaufbauend. Exemplarisch wird der Prozess der *persönlichen Identitätsfindung* an Zitatauszügen einer retrospektiven Beschreibung einer APN mit langjähriger Erfahrung beschreiben.

„Ja, da hat man so als [junge:r] frisch [Studierte:r], hat man dann da schon Respekt davor und sieht es dann auch als Hürde. [...] und versucht dann irgendwie [die/den eloquente:n, alleswissende:n Pflegexpert:in] zu mimen. Das merken die relativ schnell. Das war so der Findungsprozess am Anfang."

In dem Zitat wird deutlich wie entgegengebrachte Vorbehalte von Pflegefachpersonen, von der APN in die eigene Erwartungshaltung übernommen werden. Die APN reflektiert im Gespräch weiter:

> „[...] wo ich dann auch relativ nach ein paar Monaten gemerkt habe okay, also entweder (/) da gehst du ja kaputt. wenn du wirklich jedes Problem dir ansiehst und versuchst allwissend zu sein. Das funktioniert nicht."

Innerhalb des persönlichen Rollenfindungsprozess findet im geschilderten Beispiel eine Reflexion statt und ist Grundlage zur Entwicklung für eine Strategie. Diese wird in folgendem Zitat formuliert:

> „ICH hatte am Anfang (äh) Vorbehalte zu sagen: ‚Das weiß ich nicht' oder ‚Das kann ich nicht!' Und wenn man es einmal gemacht hat, dann hat man aber auch einfach gemerkt. Die reissen dir da nicht den Kopf runter, sondern es kommt dann eher so authentisch an, okay, [der/die] weiß auch nicht alles!"

Auf der Basis von Reflexion ist es möglich sich im Prozess mit der persönlichen beruflichen Identität und eigenen sowie anderen Erwartungen an die APN-Rolle auseinanderzusetzten und Strategien für die Zusammenarbeit zu entwickeln. Im Rahmen der persönlichen Identitätsfindung konnten im beschriebenen Zitatauszug eigene Rollengrenzen erkannt und ins Team kommuniziert werden. Dadurch ist es der APN möglich authentisch zu bleiben und auf der Grundlage persönlich entwickelter *beruflicher Identität* zu handeln.

In dem *Prozess der persönlichen Identitätsfindung* wird der Austausch mit erfahrenen APNs, sowie im APN-Netzwerk als Unterstützung und persönliche Bereicherung erlebt.

Einige der skizzierten *Prozesse beruflicher Identitätsfindung* der APN und des pflegerischen Teams verlaufen parallel und interagieren miteinander (siehe 4.4). Dabei wirken sie sich auf die Art und Weise der Zusammenarbeit zwischen APN und Pflegefachpersonen in der Bereichspflege aus. APNs beschreiben bei der Implementierung „Pionierarbeit" zu leisten.

Im *Prozess beruflicher Identitätsfindung* wird langfristig gegenseitiges Verständnis im Sinne von *Akzeptanz* der APN als Pflegefachperson der eigenen Berufsgruppe beschrieben. Diese erfordert jedoch ein gemeinsames berufliches Identitätsverständnis als Profession Pflege. *Akzeptanz* heißt gemäß der Ansicht einer APN mit langjähriger Berufs- und Implementierungserfahrung auch, zu

> „[...] lernen, dass es andere, andere Ansichten oder andere Blickwinkel auf das Thema Pflege gibt. (...) aber dass wir im Team differenzieren (...) Dass man lernt, dass wir

auch im Team unterschiedliche Stärken haben. Das ist was, was jetzt erst so nach und nach kommt."

Eine gemeinsame *berufliche Identitätsfindung* ermöglicht im Verlauf gegenseitige Unterstützung und enge Zusammenarbeit „*im Team, als Teamprofession*" bei der Herausforderung Versorgung geriatrischer Patient:innen im Krankenhaus (siehe 4.5). Dabei wird beschrieben, dass es immer Einzelne gibt, bei denen „man das nicht aus den Köpfen rauskriegt". Hierfür ist es in Bezug auf die beruflichen Identitätsentwicklung der APN wichtig Strategien zum Umgang damit und zum Selbstschutz zu entwickeln. Die Entwicklung des Prozesses der intradisziplinären Zusammenarbeit reflektiert eine APN wie folgt:

„Und am Anfang ist es für uns auch schwierig, weil wir nie so eine feste Station, Stationszugehörigkeit hatten. [...] mittlerweile hat sich das gewandelt, dass von der wir sind keiner Station zugehörig, zu wir sind eigentlich auf allen Stationen zugehörig. Also wir fühlen uns mittlerweile auch allen sehr, sehr toll aufgenommen. Es war aber auch ja wie ein Prozess. Und ganz vereinzelt gibt es immer welche, die das kritisch sehen."

4.3 Einflussfaktoren und Bedingungen

Das zentrale Phänomen *Zwischen Vorbehalt und Akzeptanz – einen Prozess beruflicher Identitätsfindung ausbalancieren* wird von verschiedenen ursächlichen, kontextuellen sowie intervenierenden Bedingungen geprägt, welche im Folgenden aufgezeigt werden.

4.3.1 Ursächliche Bedingung

Ursächlich für das zentrale Phänomen wird die große *Herausforderung* der Versorgung *geriatrischer Patient:innen im Krankenhaus* beschrieben. Diese wird maßgeblich durch kontextuelle Bedingungen bestimmt (siehe 4.3.2). Eine langjährig, erfahrene APN beschreibt dies so:

„Geriatrische Patienten sind oft herausfordernd. Ja, weil die einfach, selbst wenn die kognitiv da sind und nicht desorientiert sind, brauchen alte Leute einfach mehr Zeit, um Sachen umzusetzen und um zu verstehen."

Advanced Practice Nurses erleben, dass Krankenhausaufenthalte geriatrischer Patient:innen häufig mit gravierenden lebenseinschneidenden Veränderungen für die Patient:innen einhergehen. Nachfolgendes Zitat einer anderen Advanced Practice Nurse beschreibt dies eindrücklich:

> *"Ja, er hat dann auch eine größere Wahrscheinlichkeit, dass er dann nicht mehr nach Hause kann. Ja. Das heißt, die, der kommt vielleicht mit dem Anspruch: Ja, ich lass mir jetzt die Hüfte machen, dass ich noch ein bisschen Langlauf machen kann oder wandern kann und dann, wenn es dann ganz dumm läuft, geht er direkt nicht mehr auf den Wanderpfad, sondern muss ins Pflegeheim."*

Auf der Grundlage solcher und ähnlicher Erfahrungen in der Versorgungspraxis erleben Pflegefachpersonen, dass geriatrische Patient:innen im Krankenhaus unter der aktuellen Versorgungssituation „unter gehen" und sie deren Versorgungsbedarfen nicht gerecht werden können. Als Folge wird die Notwendigkeit einer Veränderung der aktuellen Versorgungspraxis im Krankenhaus abgeleitet, welche eine APN der Schwerpunktversorgung folgendermaßen formuliert:

> *"Hier muss ein Umdenken stattfinden und hier muss auch viel mehr für die Leute getan werden."*

Ein „Umdenken" bedarf andere Versorgungsstrukturen und Strategien, um eine bedarfsgerechte Versorgung geriatrischer Patient:innen im Krankenhaus zu unterstützen. Dabei müssen kontextuelle Bedingungen und spezifische Anforderungen der Patientengruppe geriatrischer Patient:innen in den Versorgungskonzepten berücksichtigt werden. Auch eine APN einer Klinik der Maximalversorgung äußert Bedarf umzudenken:

> *"Man muss das ein bisschen anders denken und eben nicht Fachbereich Disziplin, sondern ein bisschen Gesamtklinikum, aber nur ein Teil der Patienten, die da sind, die aber auch nichts mit der Einweisungsdiagnose zu tun haben sozusagen."*

Die Belastung von Pflegefachpersonen bei der Versorgung geriatrischer Patient:innen wird mehrfach beschrieben. In einem Interview wird besonders betont, warum die notwendigen Veränderungen in der Versorgung vor allem für die Profession Pflege zutreffen.

> *"Das kompensiert dann im größten Teil, muss es dann die Pflege kompensieren. Weswegen es natürlich auch Sinn macht, dass es dann solche Rollen gibt, die dann da halt einfach die Pflege und Betreuung, die Patienten unterstützen."*

4.3 Einflussfaktoren und Bedingungen

Schlussendlich führen die vom identifizierten Versorgungsbedarf abgeleiteten, notwendigen Veränderungen und die Einführung neuer pflegerischer Versorgungs- und Rollenkonzepte, wie das Advanced Practice Nursing, zum zentralen Phänomen der intradisziplinären Zusammenarbeit – *Zwischen Vorbehalt und Akzeptanz – einen Prozess beruflicher Identitätsfindung ausbalancieren.*

4.3.2 Kontextuelle Bedingung

Die Versorgung geriatrischer Patient:innen im Krankenhaus ist geprägt durch einen *komplexen Versorgungsbedarf aufgrund von Multimorbidität*. In nachfolgendem Interviewzitat einer APN wird die Bedeutung von Multimorbidität und die hohe Intensität des damit verbundenen Versorgungsaufwandes deutlich.

> *„Und Delir ist halt nur ein Thema. In diesem geriatrischen Dunstkreis gibt es halt noch viele andere Themen, auf die man da achten könnte. Aber wir merken, es ist halt sehr, sehr viel Arbeit. Das ist sehr viel Aufwand."*

Obwohl weitere Themen der geriatrischen Versorgung Beachtung finden könnten, bezieht sich der aktuelle geriatrische Fokus der pflegerischen Versorgung der Advanced Practice Nurses außerhalb der Geriatrie vorwiegend auf die Themen Demenz und Delir.

Eine andere APN mit Verortung im Fachbereich Geriatrie äußert sich zur Komplexität wie folgt:

> *„Und Geriatrie ist halt SO ein HOCHKOMPLEXES Gebiet. Also ich finde es auch immer noch schade, dass das sehr unterschätzt wird."*

Weiterhin wird die Versorgung geriatrischer Patient:innen durch den jeweiligen Fachbereich in dem die Patient:innen aufgenommen werden bestimmt. Außerhalb geriatrischer Stationen steht der Versorgungsbedarf im Zusammenhang mit der Aufnahmediagnose im Vordergrund und der geriatrische Versorgungsbedarf „ist halt einfach die Nebendiagnose". Dementsprechend ist die Sensibilität für den geriatrischen Versorgungsbedarf auch in den interprofessionellen Versorgungsteams unterschiedlich ausgeprägt. Ein hoher Bedarf wird insgesamt insbesondere in chirurgischen Fachbereichen gesehen. Hier „ist komplett alles dem Ablauf […] der OP-Taktung untergeordnet" und „alle müssen dem Diktat folgen". Geriatrische Patient:innen verhalten sich jedoch nicht nach Plan, wie in dem Zitat einer APN im Fachbereich Chirurgie deutlich wird.

> „Wenn dann aber der eine geriatrische Patient kommt, der vielleicht schon kognitiv eingeschränkt ist oder dann aufgrund der der Umstände dann ins Delir reinrutscht. Das ist ja wirklich das [...] berühmte ‚Sand im Getriebe'. Ja, der stört die Abläufe für die Klinik, ja."

Kognitive Veränderungen bedürfen spezieller Maßnahmen und entsprechender personeller und zeitlicher Ressourcen. Diese stehen im Krankenhausalltag jedoch meistens nicht zur Verfügung und sind Grundlage für das ursächliche Phänomen „Herausforderung der Versorgung geriatrischer Patient:innen im Krankenhaus". Eine *funktionale, fachbereichsspezifische, hochspezialisierte Versorgung* gemäß den etablierten Strukturen der Krankenhäuser steht folglich im Wiederspruch zu den Bedarfen einer „ganzheitlichen", „interdisziplinären" Versorgungsbedarf geriatrischer Patient:innen. Nachfolgendes Zitat einer APN einer Klinik der Maximalversorgung beschreibt das Spannungsfeld zwischen medizinischem Fortschritt und begrenzter menschlicher Ressourcen geriatrischer Patient:innen mit Stress im Krankenhaus umzugehen.

> *„Ja. Und es ist so glaube ich so dieses Problem, das sich ergibt, das für einen einerseits medizinisch extrem viel machen können, dass wir aber auf diesem Weg ein Stück weit vergessen haben, dass wir den Patienten nicht nur mit seiner Hüfte mitnehmen müssen, sondern dass wir den Patienten, sagen wir mal in seiner Ganzheitlichkeit, [...], mitnehmen zu können."*

Zudem werden hinsichtlich der Versorgung von geriatrischer Patient:innen insbesondere außerhalb geriatrischer Stationen fehlende Strategien und Strukturen im Umgang mit geriatrischen Patient:innen beschrieben. Ein großes Problem wird in der „mangelnden Sensibilität" und Bewusstsein geriatrischer Versorgungsbedarfe gesehen. Herausfordernden Symptomen wird dann mit medikamentösen Maßnahmen begegnet, wie nachfolgende Aussage einer APN zeigt:

> *„Also die erste Herausforderung, die ich oftmals sehe, ist, dass die Pflegenden gerade überhaupt nicht erkennen, dass sie geriatrische Patienten vor sich haben. [...] Also, viele haben einfach keine guten Strategien für die, für die klassischen geriatrischen Syndrome, die da auftauchen. [...] Und ne herausforderndes Verhalten wird halt einfach irgendwo mit: "Lieber Arzt, gib dem doch mal was!" begegnet."*

Der Eindruck mangelnder Sensibilität wird in mehreren Interviews thematisiert wie auch in diesem Zitat einer langjährigen APN:

> *„Und ich glaube, dass vielen und das meine ich jetzt gar nicht böse oder so, aber dass vielen da auch so ein Bewusstsein und so eine Haltung zu fehlt."*

4.3 Einflussfaktoren und Bedingungen

In einem weiteren Interviewzitat reflektiert eine ebenfalls langjährig berufserfahrene APN mangelnde Sensibilität von Pflegefachpersonen als mögliche Konsequenz und Selbstschutzmechanismus von Pflegefachpersonen mit den erlebten Belastungen geriatrischer Versorgung umgehen zu können:

> „Es ist mittlerweile für uns in der Pflege ist (/). ganz schwierig ist, das Spannungsfeld auszuhalten und offen zu bleiben für solche Situationen und dann da auch weich zu bleiben, weil dann nimmt man nämlich eine ganz schöne Last mit nach Hause auf. Also ich kann auch schon manchmal Kollegen verstehen, die sie dann sich nicht mehr auf so eine Situation so einlassen wollen und können wie ich."

Die aktuellen Rahmenbedingungen, wie knappe zeitliche und personelle Ressourcen werden als wesentlichen Einfluss auf die in allen Interviews beschriebene herausfordernde Versorgungssituation geriatrischer Patient:innen im Krankenhaus gesehen. Eine APN schildert:

> „dass wir [...], also den Bedürfnissen gar nicht mehr so gerecht werden können. (...) Geriatrische Patiet:innen [...] werden einfach nur als Bürde wahrgenommen. Und werden deswegen so wahrgenommen, weil sie einfach mehr Bedürfnisse haben, was eigentlich auch absolut legitim sein muss."

In Bezug auf die Profession Pflege ist die langjährige Tradition gleicher Tätigkeiten und Aufgaben von Pflegefachpersonen in der Bereichspflege kontextprägend. Diese nimmt Einfluss auf das ursächliche Phänomen der „Einführung neuer Versorgungskonzepte", welche mit neuen, differenzierten Aufgabenprofilen von Pflegefachpersonen und entsprechender Qualifikation verbunden ist. Eine APN beschreibt dies so:

> „Bisher wurde „Pflege immer noch nicht groß binnendifferenziert, sondern erwartet, dass alle immer dasselbe machen."

Eine andere APN mit langjähriger Erfahrung in der klinischen Versorgungspraxis beschreibt ähnliches. Sie bestätigt diesen strukturellen Aspekt, geht allerdings noch weiter und beschreibt eine Differenzierung der Aufgaben als nicht gewollt und sogar sträflich.

> „[...] waren wir ziemlich in Deutschland, hatte auch immer das Gefühl, ziemlich gleichgeschaltet. Alle waren so gleich. Wir hatten uns immer alle so gleich lieb und bloß keiner irgendwie was anderes machen, damit wir aus diesem Stationsteam bloß nicht ausbrechen."

Bei traditionell gleichen Aufgaben- und Tätigkeitsprofilen wird die Profession Pflege dennoch als sehr „inhomogene Berufsgruppe" beschrieben, welche durch *unterschiedliche Qualifikationen, Kompetenzen und Perspektiven* gekennzeichnet ist. Hier wird auch die Herausforderung der Zusammenarbeit deutlich, welche mit diesen unterschiedlichen Voraussetzungen umzugehen erfordert. Die Arbeit in traditionellen, pflegerischen Strukturen der Bereichspflege „so dieses: Ich geh zum Patienten und dann weiß ich, was ich machen soll." wird als „nicht mehr ganz zeitgemäß" und auch „nicht zielführend" beschrieben und begründet somit die ursächliche Bedingung der Notwendigkeit der *Einführung neuer Versorgungskonzepte*.

4.3.3 Intervenierende Bedingung

Vorbereitung der Implementierung
Bereits die gegebenen Informationen in Vorbereitung einer Implementierung von Advanced Nursing Rollen nehmen Einfluss auf das Zentralphänomen. Folgendes Zitat einer APN, deren Stelle vorab mit der Notwendigkeit von Verbesserung und Kontrolle – „weil es nicht so läuft, wie es soll." – angekündigt wurde, beschreibt dies exemplarisch:

> *„[...] dass es im Vorwege gut kommuniziert wird, einfach auch, um die Rolle ja gut implementieren zu können und dass es eben nicht zu Auseinandersetzungen bzw. zu fehlender, mangelnder Akzeptanz eben kommt."*

Dabei kommt es insbesondere auf die Qualität der Informationen und der Nachvollziehbarkeit der Veränderungsintension an. Die Art und Weise der Kommunikation im Voraus durch Vorgesetzte kann die Bereitschaft zur intradisziplinären Zusammenarbeit unterstützen und Einfluss auf den *Prozess beruflicher Identitätsfindung* der beteiligten Mitarbeiter:innen nehmen.

Faktor Zeit
Weiterhin nimmt Zeit Einfluss auf das Zentralphänomen *Zwischen Vorbehalt und Akzeptanz – einen Prozess beruflicher Identitätsentwicklung ausbalancieren*. Alle Advanced Practice Nurses beschreiben einen *Prozess* von längerer Dauer, wobei die zeitlichen Angaben von „drei bis fünf Jahren" bis „sich über Jahre hinziehen" variieren. Nachfolgendes Zitat veranschaulicht den *Prozess*, die lange Dauer und hohe Intensität exemplarisch und benennt personelle Fluktuation als weiteren Einflussfaktor:

4.3 Einflussfaktoren und Bedingungen

> „Aber ich denke, grundsätzlich ist das nichts, wo man denken kann okay, das machen wir jetzt ein halbes Jahr und dann läuft das. Das ist einfach ein Prozess, der kann sich über Jahre hinziehen, weil ja auch immer wieder ein Personalwechsel ist. Und dann ist man überhaupt das Ganze mal so in den Köpfen der Leute hat. Das dauert einfach viel, viel Zeit."

Die Geschwindigkeit des *Prozesses beruflicher Identitätsfindung* wird jedoch in den Interviews als „wirklich langsam" beschrieben, dennoch können „tatsächliche Fortschritte" erlebt werden.

Erwartungen und Unterstützung durch Vorgesetzte

Der Faktor Zeit kann im Spannungsfeld mit „hohen zeitlichen und inhaltlichen Erwartungen" stehen. Mehrere Advanced Practice Nurses beschreiben, dass hohe Erwartungen zu „Frustration", „Deprimierung" oder „Demotivation" der Beteiligten, insbesondere der APNs, führen und den Entwicklungsprozess hemmen oder sogar unterbrechen. Eine APN, welche die Rolle seit weniger als fünf Jahren einführt sagt:

> „Die Erwartungshaltung darf auch nicht zu hoch sein von unserer Seite. Also die zeitliche, die inhaltliche Erwartungshaltung ist hoch, aber so, dass das jetzt irgendwie schnell umsetzbar ist, glaube ich, das führt nur zu Frustration und macht das Ganze nur umso schwieriger. Also man braucht schon ein bisschen Geduld."

Bei diesem Zitat wird die sprachliche Abschwächung der Herausforderung deutlich. „Ein bisschen Geduld" wird im Prozess *beruflicher Identitätsfindung* nicht ausreichen „Frustration" und Demotivation entgegenzuwirken.

Die Unterstützung der Advanced Practice Nurse durch Vorgesetzte wird als essentiell beschrieben. Dabei ist den APNs klar, *„ohne geht es nicht"*.

Eine APN einer Klinik der Schwerpunktversorgung äußert sich diesbezüglich wie folgt:

> „Dieses ganze Pflegeexperten-/APNsystem bedarf es natürlich, wie ich vorhin auch schon meinte, eben die (/), den Willen und die ähm ja, der Pflegedirektion, der Vorgesetzten, der Chefärzte, also die müssen da wirklich hinterstehen, weil sonst geht das, funktioniert das einfach nicht. Weil als Pflegeexperte APN ist man eben auch auf Vorgesetzte angewiesen."

Darüber hinaus wird die Unterstützung einzelner Teamkolleg:innen sowie die Zusammenarbeit und der Austausch mit anderen Advanced Practice Nurses in der gleichen Klinik als förderlich beschrieben. Diese Aspekte können sich positiv auf den *Prozess beruflichen Identitätsfindung* sowie auf die Entwicklung von *Akzeptanz* und Zusammenarbeit im Team auswirken (siehe 4.2.) und die Advanced Practice Nurse im Umgang mit den Herausforderungen der Implementierungsprozesse unterstützen. Dies scheint in den Beschreibungen der Advanced Practice Nurses besonders anfänglich und abhängig vom Entwicklungsverlauf von Bedeutung zu sein.

Persönlichkeit der Advanced Practice Nurse
Die Strategien, Handlungen und Interaktionen können durch die Persönlichkeit der Advanced Practice Nurse beeinflusst werden. Im nachfolgenden Zitat reflektiert eine Advanced Practice Nurse in Bezug auf den Implementierungsprozess folgendes:

> *„Aber ich glaube, dass viel Charakter ist da (/) ist tatsächlich Charakterstärke, will ich das auch nennen, aber versuchen, das alles auch ein bisschen mit Humor zu nehmen und mit, mit den Leuten zusammen zu arbeiten. Das nicht persönlich sehen und es so als als Chance zu sehen, sich vielleicht auch ein bisschen Naivität beibehalten, dass man da nicht desillusioniert wird."*

Im Zitat wird Charakterstärke in Zusammenhang mit der Prävention von Desillusionierung benannt. Dennoch werden vielmehr persönliche Strategien als Charaktereigenschaften benannt. Die *Persönlichkeit der APN* nimmt durch die Art des Umgangs mit den Interaktionen Einfluss auf das zentrale Phänomen. Dabei sind insbesondere Strategien zum Selbstschutz bedeutend (siehe 4.2.).

Mehrere APNs beschreiben persönliches Auftreten in der Interaktion mit den Kolleg:innen, als auch für die Entwicklung als bedeutend. Bei gegebener Offenheit kann die APN Einfluss auf den Prozess der beruflichen Identitätsfindung im Team nehmen. In einem Zitatbeispiel wird dies verdeutlicht:

> *„Ähm, das ist immer die Frage, wie man auftritt, sozusagen."*

Das Ergebnis persönlicher Beurteilung und Reflexion der Interaktion mit den Kolleg:innen nimmt wiederum Einfluss auf die Handlungen und Interaktionen zwischen Advanced Practice Nurse und den Pflegefachpersonen, sowie auf das zentrale Phänomen. Auch eine hohe persönliche Erwartungshaltung der APN an sich selbst sowie der Anspruch einer „kompetenten Rollenausübung" und einen Beitrag zur verbesserten Versorgung geriatrischer Patient:innen zu leisten, beeinflussen die Strategien, Handlungen und Interaktionen in Bezug auf das Zentralphänomen (siehe 4.2.).

> *„Also meine Erwartungen an die Rolle ist tatsächlich, irgendwie einen positiven Einfluss auf die Betreuung geriatrische Patienten im Klinikum zu haben."*

4.3 Einflussfaktoren und Bedingungen

Weiterhin nimmt das individuelle Führungsverständnis und -verhalten der APN Einfluss auf die Entwicklung des zentralen Phänomens der *beruflichen Identitätsentwicklung*. Es kann sich förderlich aber auch hemmend darauf auswirken. Eine APN mit langjähriger Implementierungserfahrung reflektiert diesbezüglich:

> *„Wenn man jetzt versucht zu sagen ja: ‚Ich bin jetzt hier der Pflegeexperte und du machst halt jetzt so, wie ich das will, weil sonst gucken wir mal, was dann die Konsequenzen sind.' Dann sind wir relativ schnell verbrannt in so einer Rolle."*

Eine andere APN mit kürzlich erworbener Masterqualifikation und Vorerfahrungen als Pflegeexperte beschreibt dies so:

> *„Wenn ich auf die Leute zugehe und sage hier, ich habe ein neues Thema für euch und da müsst ihr euch jetzt irgendwie alle daran halten. Dann ist die Zusammenarbeit deutlich schwieriger."*

Die Zitate veranschaulichen, dass hierarchisches Führungsverhalten auf Widerstände der Kolleg:innen, der eigenen Berufsgruppe, stoßen können. Eine partizipative Einbindung kann sich hingegen positiv auswirken (siehe 4.4).

Unterstützung durch Vorgesetzte und Teamfaktoren

Obwohl die Versorgungssituation geriatrischer Patient:innen für alle unbefriedigend ist, gehen Pflegefachpersonen mit der *Herausforderung der Versorgung geriatrischer Patient:innen* unterschiedlich um und stehen einer Veränderung unterschiedlich offen gegenüber. Dementsprechend heterogen sind die Reaktionen auf die ursächliche Bedingung unter Pflegefachpersonen in der Bereichspflege.

Als hinderlich für den Prozess beschreiben Advanced Practice Nurses einerseits mangelndes Interesse und Unterstützung durch das mittlere Management (Leitungsebene). Eine Advanced Practice Nurse beschreibt dies folgendermaßen:

> *„Wenn die Pflegenden, ja also auch die Leitung auf der Station nicht dafür offen ist. Also wenn die Leitung auf der Station, wo ich das mache, sagt, wir können hier alles, wir brauchen keine Pflegexperten hier oder Thema, das Thema interessiert mich überhaupt nicht. Wir haben ganz andere Probleme."*

Weiterhin werden Teamfaktoren als Grenze des Handlungsrahmens von APNs beschrieben. Eine APN einer Klinik der Maximalversorgung äußert sich diesbezüglich wie folgt:

> *„[...] gerade auch da die Bereiche, die waren in sich sehr zerstritten. Da ist es ganz, ganz schwer, dann tatsächlich, das sind meine Einflussnahmemöglichkeiten sind da ganz gering, weil die haben erst mal andere Probleme. [...] Also dann hat auch diese APN-Rolle ganz klar ihre Grenzen."*

Insbesondere negative berufliche Erfahrungen von Implementierungsprojekten, sowie die Ausprägung beruflicher Frustration und Resignation können den Beschreibungen nach *Vorbehalte* intensivieren. Dies kann zu Schwierigkeiten führen die *Voraussetzungen für die Zusammenarbeit zu schaffen*.

Advanced Practice Nurses beschreiben mehrheitlich, dass die Reaktionen hinsichtlich der Einführung des Konzeptes innerhalb der pflegerischen Teams unterschiedlich ausgeprägt sind. Es wird beschrieben, dass sie neben den entgegengebrachten *Vorbehalten* und „Skepsis" (siehe 4.2.) auch *„Aufgeschlossenheit"* erleben. APNs erleben, dass Einzelne dem Veränderungsprozess offen gegenüberstehen und Interesse bekunden.

> *„Es waren nicht alle, also man hat schon gemerkt, auch die, die schon immer so für Veränderung und Fortschritt und auch hohe Akademisierung waren, die waren da anders [...]. Es war aber leider der Einzelne und auch sind leider es waren vereinzelte, denen hab ich super jetzt ist da mal [eine:r der/die, der/die] kann auch hier ein bisschen Fortschritt reinbringen und [der/die] kann mit [seinem/ihrem] Wissen, verändert [der/die] jetzt hier vieles."*

Offenheit für Veränderungsprozesse und berufliches Interesse, die Profession Pflege weiterzuentwickeln, sowie ein hohes berufliches Qualifikationsniveau können sich förderlich auf den Veränderungsprozess auszuwirken. Gleichzeitig können sie jedoch die Hoffnung auf Veränderung wecken. Dies kann die Erwartungshaltung der Beteiligten erhöhen und die Gefahr von Enttäuschung durch eine langsame Entwicklung des *beruflichen Identitätsfindungsprozesses* birgen (siehe 4.3).

Angewiesen sein auf Team – Zusammenarbeit & Informationen

Ein wesentlicher Einflussfaktor für die Strategien, Handlungen und Interaktionen aber auch für das zentrale Phänomen liegt in dem Abhängigkeitsverhältnis der APNs zum pflegerischen Team. Durch die kontinuierliche Versorgung der geriatrischen Patient:innen sind Pflegefachpersonen in der Bereichspflege eine wichtige Informationsquelle für APNs und „elementar" um den Versorgungsprozess individuell koordinieren zu können. Dieses Abhängigkeitsverhältnis ist den APNs bewusst. Eine Advanced Practice Nurse in einer frühen Implementierungsphase beschreibt dies folgendermaßen:

„Also ich brauche ja auch die Pflegenden bei mir oder mein Team, um die Maßnahmen, die ich dann irgendwie auch plane, umsetzen zu können. [...] Ohne Team geht es nicht!"

Eine andere APN welche die Projektstruktur bereits in feste Strukturen der Klinik überführt hat beschreibt dies so:

„Also mit den Pflegekräften steht und fällt das Projekt. Also was heißt ist ja kein Projekt mehr, aber es steht und fällt."

4.4 Strategien, Handlungen und Interaktionen

Zwischen Vorbehalt und Akzeptanz einen Prozess beruflichen Identitätsfindung ausbalancieren ist das zentrale Phänomen. Dieses kann in drei weitere Unterprozesse und jeweils in kennzeichnende Unterkategorien gegliedert werden. Die Unterkategorien beziehen sich auf Strategien, Interaktionen und Handlungen zwischen APN und Pflegefachpersonen. Die Unterprozesse sind gekennzeichnet durch *Kommunikativ alle ins Boot holen, Voraussetzungen für die Zusammenarbeit schaffen und eine Beziehung aufbauen, eine Vermittlerrolle einnehmen und die geriatrische Versorgung koordinieren*. Nachfolgend werden diese detaillierter beschrieben.

4.4.1 Kommunikativ alle ins Boot holen

In den Interviews wird der Prozess *Kommunikativ alle ins Boot holen* als wichtig für die Entwicklung des zentralen Phänomens *zwischen Vorbehalten und Akzeptanz* beschrieben. Dabei messen die APNs der Einbindung aller Beteiligter von Beginn an und fortwährend eine große Bedeutung bei. Es wird in diesem Zusammenhang ein sehr hoher zeitlicher Invest für Kommunikation und Gespräche beschrieben alle „Schritt für Schritt" einzubinden. In Bezug auf die Forschungsfrage bezieht sich das primär auf die eigne Berufsgruppe von Pflegefachpersonen. Darüber hinaus wird die Einbindung des ganzen Teams und Beteiligung anderer Berufsgruppen sowie Angehöriger betont. Exemplarisch wird dies in folgendem Interviewzitat einer APN in der Einführungsphase veranschaulicht:

„Ähm und für mich ist oder war es von Beginn an wichtig, alle, gerade auch die Pflegenden und auch all die anderen Berufsgruppen eigentlich mit ins Boot zu nehmen.

> *Weil es halt wichtig ist, dass die Pflegenden auch verstehen, welche Rolle ich als Pflegeexpertin APN hier einnehme und was mein Arbeitsumfeld sein wird und welche Aufgaben ich auch dann übernehme. [...] Und wichtig eben Schritt für Schritt alle mit ins Boot holen und alle mitnehmen, weil sonst meines Erachtens funktioniert es sonst nicht, weil ich brauche das Team (lacht)."*

In dem Zitat wird auch nochmal die kleinschrittige Vorgehensweise im Prozess der beruflichen Identitätsfindung (siehe 4.2), sowie die Abhängigkeit zum Team (siehe 4.3.3.) deutlich. Eine andere APN mit langjähriger Erfahrung beschreibt ihr Vorgehen wie folgt:

> *„Also es geht immer so darum, das Ganze auch so bisschen partizipativ zu tun und die Leute mit einzubeziehen, weil dann funktioniert es am besten. Und auch ganz klar zu kommunizieren, warum machst, warum machst du das eigentlich?"*

Gekennzeichnet ist dieser Prozess *Kommunikativ alle ins Boot holen* durch verschiedene Kategorien wie *Aufklärungsarbeit leisten* und *Rollentransparenz herstellen* sowie im *Austausch sein und bleiben*. Er ist geprägt durch partizipative *Einbindung der Perspektiven, Bedarfe und Kompetenzen* der Beteiligten, sowie einer *proaktiven und präventiven Kommunikation*. Einzelne kennzeichnende Aspekte sind bereits in den beiden oben benannten Zitatauszügen angeklungen.

Insbesondere zu Beginn der Einführung *leisten* die APNs ein hohes Maß an *Aufklärungsarbeit* und informieren sehr viel über die Rolle und Aufgaben einer APN. Ziel ist es Rollenklarheit zu erreichen und *Rollentransparenz herzustellen*, um über Kommunikation *Akzeptanz* im Prozess der *beruflichen Identitätsfindung* bei den beteiligten Pflegefachpersonen zu erlangen. Die *Aufklärungsarbeit* wird als notwendig beschrieben, da die Rolle an sich noch „so neu und unbekannt" ist und so Auswirkungen für die Beteiligten unklar sind. APNs beschreiben im Prozess immer wieder über die Rolle und ihre Aufgaben zu informieren, bedingt auch durch personelle Veränderungen eines Teams (siehe 4.3.3.). Eine APN mit langjähriger APN-Erfahrung beschreibt hinsichtlich der Rollenimplementierung jedoch, dass der Aufklärungsarbeit hinsichtlich der Rollentransparenz im Verlauf auch Grenzen zu setzen sind:

> *„Man kann das auch am Anfang mal machen oder zwei, drei Mal, dass man versucht, das Ganze auch noch mal zu erklären und aufzuarbeiten. Aber man muss sich auch irgendwann mal überlegen, vielleicht auch so ein bisschen als Selbstschutz."*

4.4 Strategien, Handlungen und Interaktionen

Dabei wird deutlich, dass zwischen eigenen Bedürfnissen und der Perspektive des Teams *ausbalanciert* werden muss und hierbei die Entwicklung von Strategien auch zum Schutz der APN wichtig sind.

Hinsichtlich der intradisziplinären Zusammenarbeit und der Entwicklung von *Akzeptanz* erleben es APNs als zentral *im Austausch* mit der eignen Berufsgruppe *zu sein und zu bleiben*. Einem „gemeinsamer Dialog" und „engem Austausch" wird eine sehr große Bedeutung beigemessen und als „Basis für die Zusammenarbeit" beschrieben.

In den Interviews werden diesbezüglich verschiedene Instrumente benannt, welche methodisch angewendet werden können *kommunikativ alle ins Boot zu holen* (siehe Tabelle 4.1.).

Tabelle 4.1 Methodenkoffer – „Kommunikativ alle ins Boot holen". (Eigene Darstellung)

„Methodenkoffer"	
Am Anfang	Immer
Einarbeitung auf den einzelnen Stationen	Pflegevisite
Bedarfsanalysen (z. B. Fragebogenerhebung)	Schulungen, Edukationstätigkeit, Minischulungen und Miniaustausche
Workshops (intra- und interprofessionell)	Kollegiale Beratung, Direkte Anleitung (Anleiten und Beraten)
	(Interprofessionelle) Fallbesprechungen
	Audits
Flyer, Handouts, Plakataktionen, Intranet, Homepage	
Teamsitzung/ Blitzlichter	
Tägliche Präsenz auf den Stationen	

Beispielsweise können Pflegevisiten genutzt werden *im Austausch zu sein und zu bleiben*. APNs erleben, dass durch den Austausch einerseits organisatorische und fachliche Absprachen getroffen und andererseits eine Evaluation der Versorgungsbedarfe und Praktikabilität ermöglicht werden kann. Dabei scheint eine partizipative *Einbindung der Perspektiven, Versorgungsbedarfe und Kompetenzen* der eigenen pflegerischen Berufsgruppe zielführend. So können Fragen oder Bedenken in Gesprächen im direkten Austausch verbalisiert und häufig auch geklärt werden. Zudem ist es wichtig die Perspektive der Kolleg:innen zu kennen. Erst dann ist es möglich gezielt darauf zu reagieren. Einzelpersonen können beispielsweise direkt angesprochen werden. Kolleg:innen können eingebunden und „gemeinsam einfache Lösungsansätze im Sinne einer Ergänzung oder

Verbesserung für die Versorgungspraxis entwickelt" werden. Dabei wird der Orientierung an der klinischen Praxis sowie an konkreten Patientenfällen eine große Bedeutung zugeschrieben. *Bedarfe, Perspektiven und Kompetenzen* von Pflegefachpersonen können beispielsweise im Rahmen von „Workshops" *eingebunden werden*. In Bezug auf die Rollenimplementierung von APN-Kolleg:innen mit einem anderem thematischen Schwerpunkt wurden Schwierigkeiten hinsichtlich der Implementierung insbesondere bei bereits bestehenden, ähnlichen Rollenprofilen geäußert. Eine APN einer Klinik der Maximalversorgung formuliert die Dynamiken diesbezüglich wie folgt:

> „Und das hat sich aber auch (/). Also es gab da keinen Konflikt, es gab nur die Bedenken und das hat sich aber in den Gesprächen im Vorgespräch eigentlich relativ gut klargezogen, wer jetzt welche Tätigkeiten macht. Und das haben wir bei unserem Bereich, also bei meinem Bereich (Fachbereich) auch relativ schnell gemacht, nämlich Tätigkeiten und Tätigkeitsprofil zu entwickeln und dann auf Grundlage dessen dann zu handeln."

Die APNs erleben einen hohen Bedarf und Bedeutung im Vorfeld, sowie fortwährend *proaktiv und präventiv* mit dem Team und allen Beteiligten zu *kommunizieren*, um diese im Prozess der *beruflichen Identitätsfindung zwischen Vorbehalt und Akzeptanz* mitzunehmen. Diesbezüglich wird eine konstant sehr hohe Intensität im Sinne von sehr vielen Gesprächen beschrieben. Diese werden als zeitintensiv, aber notwendig eingeschätzt. Eine APN sagt rückblickend, diese seien es jedoch immer wert gewesen. Insgesamt kann in dem Prozess eine „klare Kommunikation" für Transparenz sorgen, sowie für die weitere Entwicklung „entschärfend" und klärend wirken.

4.4.2 Voraussetzungen für die Zusammenarbeit schaffen und eine Beziehung aufbauen

Der Interaktionsprozess *Voraussetzungen für die Zusammenarbeit schaffen und eine Beziehung aufbauen* ist zunächst gekennzeichnet durch *sich* in der Rolle als APN auf der Grundlage der Vorbehalte *rechtfertigen und beweisen* zu müssen. Die APNs beschreiben dabei „kritisch beäugt" und gemäß der *Vorbehalte* gegenüber studierter Pflegefachpersonen auf hohe fachliche und ausgeprägte persönliche Kompetenzen überprüft zu werden (siehe 4.2). Eine APN mit längerer APN-Erfahrung beschreibt dies so:

4.4 Strategien, Handlungen und Interaktionen

"Und es ist auch immer ein Weg, erst mal zu wissen auch ich muss jetzt erst mal wieder in Vorleistung treten, ich muss mich jetzt erst mal wieder beweisen, damit das am Ende auch funktioniert. Aber ich glaube, das gehört zu so Rollen dazu. Und ich glaube, das muss auch sein, dass man so was immer mitdenkt."

Weiterhin wird in diesem Zitat das Bewusstsein über die Notwendigkeit von „in Vorleistung treten" deutlich, sowie die Notwendigkeit der Reflexion über „sich beweisen" als zur Rolle und zum Prozess zugehörig.

Diesbezüglich wird von allen Interviewpartner:innen die Strategie als hilfreich und notwendig beschrieben als APN auf der Station *„präsent"* und *„Ansprechpartner"* zu sein. Die APNs beschreiben hier die Notwendigkeit die Pflegefachpersonen und das Team immer wieder aktiv anzusprechen, auf ihre Person hinzuweisen. Eine APN einer Maximalklinik beschreibt dies so:

„[...] aber auch am Ende ein bisschen zu nerven (lacht), solange bis die Leute das Thema wirklich im Kopf haben. [...] und auch einfach na, ja persönlich präsent zu sein."

Eine APN beschreibt neben der Präsenz die Bedeutung Dienstkleidung zu tragen, um auch optisch der Berufsgruppe Pflegender zugeordnet werden zu können und andererseits auch aktiv unterstützen und helfen zu können. Mehrere beschreiben, dass aufgrund der begrenzten Ressourcen (siehe 4.3.2.) nicht nur Empfehlungen, sondern vielmehr *aktive Unterstützung* und „sich nicht" für die klinische Pflege „zu schade zu sein" ein wesentlicher Aspekt ist, der zur Entwicklung von *Akzeptanz* beitragen kann.

Im Prozess wird es dann durch intradisziplinäre Zusammenarbeit und einzelne gemeinsame Erlebnisse möglich sich *persönlich kennen zu lernen* und eine *Beziehung aufzubauen*. „Sich kennen" und „sich kennenlernen" hat anscheinend im Rahmen der beruflichen Identitätsfindungsprozesses eine grundlegende Bedeutung insbesondere auch hinsichtlich der Offenheit der Zusammenarbeit (siehe 4.3.3.). Eine persönliche Beziehung ermöglicht es anfängliches „sich fremd sein" und Distanziertheit wegen *Vorbehalten* gegenüber dem Kollektiv studierter Pflegefachpersonen zu durchbrechen (siehe 4.2.). Eine APN mit langjähriger und internationaler APN-Implementierungserfahrung beschreibt dies wie folgt:

„Man muss sich auch zwischenmenschlich kennenlernen. Die Kollegin hätte mich nicht am Anfang gefragt. Sie hat mich erst gefragt, als sich das ergeben hat, da war ich aber auch schon, kannten wir uns auch schon von Übergaben von seit über einem Jahr. Deswegen ich glaube, das ist so die Zusammenarbeit zu schaffen, [...] Das ist ein längeres (/)."

In diesem Zitatausschnitt wird wiederum der Bezug zum Einflussfaktor Zeit als „ein längeres" deutlich (siehe 4.3.3). Die APNs beschreiben eindrücklich, dass gemeinsame Erlebnisse und vor allem *gemeinsam gemeisterte Krisensituationen* Vorteile der Zusammenarbeit erkennen lassen und dann auch *Veränderungen in der Versorgungspraxis erlebt* werden können. Sie sind sich dabei einig, dass ein erlebter Nutzen für die pflegerische Praxis ausschlaggebend und wichtig für den Prozess sind. Eine APN reflektiert retrospektiv:

> *„Es geht letztendlich nur über die (/), über letztendlich, wenn man es schafft, die, die Arbeitsrealität der Kolleginnen und Kollegen vor Ort zu verbessern oder für Entlastung zu sorgen, dann werden auch die Vorzüge erkannt."*

Eine andere APN beschreibt die Entwicklung des Prozesses folgendermaßen:

> *„Das war wirklich ein Prozess. [...] Das waren wenn ganz viele Momente [...] Also wirklich an Einzelfällen, die man zusammen mit den Pflegekräften in so Krisensituationen gemeinsam gemeistert hatte. [...] Und so waren es dann so einzelne Geschichten, die diese strenge Linie so haben aufweichen lassen und so ein bisschen verwässern lassen, dass ‚Mensch, die kommen ja nicht nur um zu sagen, was sollen wir machen, sondern die machen auch'."*

In Bezug auf die Gestaltung der Zusammenarbeit ist neben der aktiven Unterstützung in der direkten klinischen Praxis, eine wichtige Strategie der APN, Erfolge ins Team zu kommunizieren und transparent zu machen. Diese können motivierend auf das Teams und zudem förderlich auf die Offenheit und *Akzeptanz* der Zusammenarbeit auswirken.

4.4.3 Vermittlerrolle einnehmen und geriatrische Versorgung koordinieren

In diesem Interaktionsprozess geht es einerseits um die *Patient:innen individuelle direkte Hilfestellung*. Diese ist gekennzeichnet durch den systematisch gesteuerten *Pflegeprozess* durch die Rolle der APN sowie darum pflegefachliches *Know-how durch Anleitung und Beratung zu ergänzen*. Andererseits wird der Prozess durch die Identifikation übergeordneter, *organisationaler Versorgungsbedarfe* geprägt, *für welche* es passende *Versorgungskonzepte zu entwickeln* und zu *implementieren* gilt.

4.4 Strategien, Handlungen und Interaktionen

APNs arbeiten dabei an einer entscheidenden Schnittstelle. Sie arbeiten als Vermittler im Versorgungsprozess geriatrischer Patient:innen intradisziplinär wie interprofessionell mit allen Beteiligten zusammen. Im Rahmen der APN-Rollenimplementierung wird im Verlauf die Entwicklung eines Netzwerkes beschrieben, welches ermöglicht zielgerichtet spezifische Expertise anzufragen und insbesondere auch über die einzelne Stationsebene hinaus zwischen Abteilungen zu vermitteln.

Um Vorbehalte der Pflegefachpersonen in der Bereichspflege zu durchbrechen (siehe 4.2.) ist es von großer Bedeutung die Bedarfe an konkreten Patient:innenfällen gemeinsam zu erarbeiten. Hierdurch können Problemstellungen fokussiert und auf fachlicher Ebenen sachlich gelöst werden. Vorbehalte wirken dabei anscheinend weniger. Eine APN drückt sich diesbezüglich wie folgt aus:

„Ich bin selber immer gut damit gefahren, wenn man wirklich, wenn man es auf die sachliche Ebene, wenn es nicht um irgendwelche persönlichen Befindlichkeiten geht, sondern wirklich auch so dieses, was ich auch immer so hochtrabend anhört und was eigentlich tatsächlich immer so ist – so den Patienten in den Mittelpunkt stellt. Dann sind diese kleinen Königreiche innerhalb der der eigenen Berufsgruppe dann auf einmal weg."

Bei der *systematischen Steuerung des Pflegeprozesses* komplexer geriatrischer Patient:innenfälle ist es grundsätzlich wichtig mit den Kolleg:innen *in den Austausch zu gehen* und wie eine APN es formuliert „auch so ein bisschen zu begleiten". In der Ausdrucksweise wird auch wiederum die vorsichtige, sensible Vorgehensweise des Ausbalancierens des Zentralphänomens deutlich (siehe 4.2.). In Bezug auf konkrete Patientenfälle können patientenindividuelle Risikofaktoren und Versorgungsbedarfe identifiziert, zielgerichtet Maßnahmen geplant, durchgeführt und anhand des Pflegeziels im Pflegeprozess evaluiert werden. Eine APN einer Klinik der Maximalversorgung beschreibt, dass es den Kolleg:innen unter Einbezug der aktuellen kontextuellen Bedingungen (4.3.2.) schwer falle in komplexen Fällen Pflegeprobleme zu erkennen [..] zu benennen und dementsprechend […] Pflegeinterventionen folgen zu lassen. APNs erleben daher die intradisziplinäre Zusammenarbeit als essenziell um einerseits im Bereich fachlich zu sensibilisieren und ein gemeinsames Vorgehen zu unterstützen. Andererseits können Fachexperten gezielt in die Versorgung eingebunden und spezifische Fragestellungen geklärt werden.

In Bezug auf die patient:innenbezogenen Versorgungsbedarfe können APNs daher in ihrer Rolle *Know-how durch Anleitung und Beratung* im Versorgungsprozess *ergänzen*. Anhand von aktuellen Pflegethemen, fachbezogen Studien, Informationen zu Krankheitsbildern oder Medikamenten können so Kompetenzen der Pflegefachpersonen gefördert werden, um Pflegeinterventionen patientenindividuell, zielgerichtet und begründet durchführen zu können. Eine APN äußert sich in Bezug zur Anleitung und Beratung retrospektiv folgendermaßen:

> *„Es muss nicht immer nichts hochtrabendes, hoch akademisches sein. Es sind auch manchmal so die kleinen Sachen, die man einfach, wenn man als Externer reinkommt, mit einer anderen Perspektive, aus einer anderen Sicht, Blickrichtung quasi hilft, selbst ‚Hilfe zur Selbsthilfe leistet' manchmal."*

Pflegefachpersonen in der Bereichspflege können daher mittels direkter klinischer Anleitung und Beratung in der Versorgungspraxis hinsichtlich geriatrischer Versorgungsbedarfe sensibilisiert und Strategien zum Umgang vermittelt werden. Die Umsetzung wird anfänglich aufgrund der *Vorbehalte* und kontextueller Bedingungen im Alltag „teilweise als etwas schwierig" erlebt. Positive Erfahrungen werden im Zusammenhang mit „niederschwelligen" und „unverbindlichen" Angeboten, wie beispielsweise „Miniaustauschen" und „Minischulungen" (siehe Tabelle 3.5) geschildert. Insgesamt wird ein hoher Schulungsbedarf beschrieben und die Notwendigkeit gesehen Schulungen fortwährend immer wieder anzubieten. Hierdurch können Pflegefachpersonen befähigt und die Entwicklung beruflichen Selbstverständnisses gefördert werden (siehe 4.3.3.). Dieses nimmt wiederum Einfluss auf das zentrale Phänomen. Nachfolgendes Zitat einer APN-Delir einer Klinik der Maximalversorgung veranschaulicht dies exemplarisch am Beispiel interprofessioneller Kommunikation in Bezug auf das Thema Medikation:

> *„Auch dass wir die Pflegekräfte dazu befähigen, mit den Ärzten zu sprechen, und sagen hier [Name] hat gesagt, die Haldoldosis soll ausgeschlichen werden. Dass wir die da quasi auch schon anleiten und schulen. Was hat es denn mit der Medikation auf sich und die dazu BEFÄHIGEN, selber auch für die Patienten einzustehen."*

APNs erleben eine große Notwendigkeit die Herausforderungen der aktuellen geriatrischen Versorgung (siehe 4.3.2) über die Stationsebene hinaus zu kommunizieren. Zunächst beschreiben sie es jedoch als wichtig der Herausforderung auf der Stationsebene zu begegnen. Übergeordnete geriatrische Versorgungsbedarfe im Krankenhaus benötigen darüber hinaus, neben einer intra- und interdisziplinären Kommunikation über den Veränderungsbedarf, die Entwicklung klinikadaptierte Konzepte und spezifischer Implementierungsstrategien. In Verbindung mit wissenschaftlichen Erkenntnissen und klinikspezifischen, erhobenen Daten kann der interprofessionelle *Veränderungsbedarf identifiziert* und konzeptioneller Lösungsvorschläge argumentiert werden. Infolgedessen können *klinikspezifische Versorgungskonzepte* und „Implementierungsstrategien entwickelt" sowie Einfluss auf Strukturen und Abläufe genommen werden. Geriatrische Versorgung koordinieren und in der Versorgung vermitteln heißt in der Rolle als APN somit auch übergeordnete Prozessveränderungen in der geriatrischen Versorgung anzustoßen und bei der Umsetzung der Veränderung zu begleiten. Eine APN mit langjähriger Implementierungserfahrung beschreibt dies so:

> *„Also Advanced Practice ist ja auch, Veränderungen anstoßen und zu begleiten. Und wir sind in der deutschen Pflege gerade in einem ganz wichtigen Veränderungsprozess. […] Aber es hat was damit zu tun, Leute dabei auch zu begleiten und zu unterstützen."*

4.5 Folgen und Konsequenzen

Die ursächliche Bedingung der *Einführung neuer Versorgungskonzepte Advanced Practice Nursing in Deutschland* und die komplexen Interaktionen des *Prozesses der beruflichen Identitätsfindung* wirken sich auf die intra- wie interdisziplinäre Zusammenarbeit sowie die *Akzeptanz* der APN im Team aus.

Merkmale von *Akzeptanz* wie ein respektvoller Umgang im Team und gegenseitige Wertschätzung haben zudem *Auswirkungen auf die Motivation* der APN den langen *Prozess beruflicher Identitätsfindung* auszubalancieren. Die *Akzeptanz* der APN im Team wirkt auf die Zufriedenheit und den Verbleib der APN in der Rolle und ist somit Basis für den Implementierungserfolg des neuen Versorgungskonzeptes Advanced Practice Nursing. Eine APN in einem frühen Implementierungsstatus mit Vorerfahrung der vorherigen Stelle beschreibt dies so:

> *„Und man braucht natürlich auch so ein bisschen Motivation. Also was heißt Lob, aber so ein bisschen FEEDBACK braucht man ja auch (lacht), dass das, was man macht, irgendwie wertgeschätzt wird. […] Weil wenn ich meine Arbeit mache und das gar nicht fruchtet und gar nicht als sinnvoll erachtet wird, ob es jetzt von mir ist oder eben anders. Dann deprimiert das glaube ich. Und dann sind das auch eben Faktoren, die diese ganze Umsetzung von dem ganzen APN-Konzept hindern können."*

Zur Etablierung des APN-Konzeptes und Prävention von Demotivation im Prozess sind folglich Strategien für die APN zur Förderung der *beruflichen Identitätsfindung* und *Akzeptanz* im Team sowie zum Umgang mit der Herausforderung der Implementierung nötig (siehe 4.2., 5.4.).

Aus dem *Prozess beruflicher Identitätsfindung* resultiert die Möglichkeit der Förderung und Entwicklung von Fachlichkeit und Problembewusstsein im Team in Bezug auf geriatrische Themen. Nachfolgendes Zitat einer APN, mit mehr als 5 Jahren Erfahrung als APN, beschreibt die Entwicklung exemplarisch:

> *„Also während vorher gesagt wurde, der Patient ist irgendwie komisch und ich habe da die und die Probleme [...] gibt es jetzt immer immer konkretere Fragestellungen, die dann an mich herangetragen werden, was mich natürlich sehr freut."*

Weiterhin wird formuliert, dass die Offenheit in der Kommunikation, zum Beispiel in Bezug auf Belastungserleben bei den Pflegefachpersonen steigt. Dies kann für die gemeinsame Bewältigung der Herausforderung der Versorgung geriatrischer Patient:innen im Krankenhaus entlastend wirken und ermöglicht zudem die Entwicklung bedarfsgerechter Lösungsansätze.

Mehrere APNs beschreiben den Benefit wirksamer Zusammenarbeit sowohl in Bezug auf die Belastung der Pflegefachpersonen als auch in Bezug auf die Versorgungsqualität. Auf der Grundlage von *Akzeptanz* im Team erleben APNs *gegenseitige Unterstützung und Entlastung* im Versorgungsprozess im Sinne von „gegenseitigem Geben und Nehmen". Eine APN mit mehr als fünf Jahren Implementierungserfahrung beschreibt die Entwicklung der Zusammenarbeit so:

> *„Das ist ja auch in unserem Sinne, wie können wir unterstützen und können wir euch da was abnehmen und umgekehrt genauso. Und so ist der mittlerweile eine ganz tolle Zusammenarbeit mit allen Professionen entstanden und auch, weil da immer das Bestreben ist, auch sich weiterzuentwickeln."*

Um einen Einfluss auf die Versorgung geriatrischer Patient:innen zu nehmen bedarf es der Notwendigkeit innerhalb des Pflegeteams zusammenzuarbeiten und gemeinsam zu handeln. Eine APN einer Klinik der Maximalversorgung beschreibt dies wie folgt:

> *„Wir müssen halt irgendwie alle dasselbe machen. Wir müssen irgendwie an einem Strang ziehen. Wir müssen da irgendwie tatsächlich einen Plan haben, wie wir mit den Herausforderungen, die ein geriatrischer Patient mitbringt, tatsächlich auch alle gemeinsam umgehen."*

4.5 Folgen und Konsequenzen

Auf der Grundlage des *Prozesses beruflicher Identitätsfindung* kann berufliche Identität entwickelt und so im Interaktionsprozess ein „gemeinsames WIR" als *Profession Pflege gestärkt* werden.

Darüber hinaus wird die Bedeutung intraprofessionelle Zusammenarbeit als Voraussetzung für eine wirksame und in der geriatrischen Versorgung notwendigen interprofessionelle Zusammenarbeit betont. Eine APN formuliert dies so:

> „*Also die Intraprofessionalität ist aus meiner Sicht eine notwendige* Voraussetzung, um überhaupt gut interprofessionell arbeiten zu können. *Das heißt halt einfach, irgendwie müssen wir wissen, was wir von den anderen wollen, auch als Gesamtheit.*"

Eine andere APN äußert zu diesem Thema:

> „*Aber ich glaube, wir müssen als Berufsgruppe gut zusammenarbeiten und uns gegenseitig unterstützen und füreinander da sein. Und wie gesagt, als Team sowohl im Stationsteam als auch im Krankenhaus als auch national und international als Pflegende auftreten Profession Pflegende. Weil nur dann haben wir eine Stimme und nur dann kann das auch mit einer wahren interdisziplinären Zusammenarbeit auf Augenhöhe stattfinden.*"

Es wird weiter genannt, dass sich die Profession „Pflege einig sein" muss, um „nicht als Spielball anderer" zu dienen. Denn sonst kann „Verantwortung hin und her geschoben werden" und letztendlich kann sich die Berufsgruppe dadurch angreifbar machen.

Zudem ist eine gemeinsame Zielsetzung und gegenseitiges Verständnis wichtig. Andernfalls besteht die Gefahr der Bedrohung durch die eigene Berufsgruppe sowie durch andere Berufsgruppen. Eine APN im Fachbereich Chirurgie äußert sich zum Zusammenhang von Intra- und Interdisziplinarität folgendermaßen:

> „*Ich glaube, wenn wir uns in der Berufsgruppe nicht einig sind, ja also intradisziplinär, dann wird es schwierig mit einer wahren Interdisziplinarität. Weil man immer Angst haben muss, dass die Kollegen in den Rücken fallen.*"

In einem anderen Interview äußert sich eine APN im Fachbereich Geriatrie wie folgt zu diesem Thema:

> „*Und das ist dann auch immer oftmals ein bisschen, je nachdem, in welchem Bereich man ist, dann den schwarzen Peter hin und her schieben [...] und dann kommt man da irgendwie nicht weiter.*"

Insgesamt geht es jedoch nicht primär um die Stärkung der Profession Pflege, wie vielmehr darum durch eine effektive Zusammenarbeit einen Beitrag zum gemeinsamen Ziel, einer verbesserten Versorgung geriatrischer Patient:innen in deutschen Krankenhäusern, zu leisten. Bei gegenseitiger *Akzeptanz* und einem gemeinsamen Verständnis *beruflicher Identität* kann die Profession Pflege in der Interaktion mit anderen Berufsgruppen sich für eine bedarfsgerechte, prozessorientierte geriatrische Versorgung einsetzen und die *Versorgungskontinuität und -qualität* geriatrischer Patient:innen *verbessern*. Sehr eindrücklich formuliert dies eine APN mit langer Implementierungserfahrung:

„*Wir machen ja nicht Advanced Practice, weil wir uns als Profession weiterentwickeln wollen, sondern weil wir wissen, dass diese Rollen die Patientenversorgung verbessern, und zwar Patientenversorgung da, wo der Patient ist.*"

Diskussion 5

Im Rahmen dieser Arbeit konnte ein Einblick in das subjektive Erleben der intradisziplinären Zusammenarbeit von Advanced Practice Nurses in deutschen Krankenhäusern hinsichtlich der Versorgung geriatrischer Patient:innen gewonnen werden. Zudem wurden aus der Perspektive der APNs Strategien zur Zusammenarbeit zwischen APNs und Pflegefachpersonen der Bereichspflege identifiziert (siehe 4.4.). Die Zusammenarbeit ist vor allem geprägt, durch die Herausforderung der Versorgung geriatrischer Patient:innen in deutschen Krankenhäusern, sowie durch kontextuelle Rahmenbedingungen. Diese begründen die Notwendigkeit der Einführung des neuen Rollenprofils APN, welches gleichzeitig das traditionelle berufliche Rollen- und Selbstverständnis innerhalb der Profession Pflege irritiert. In der Zusammenarbeit muss daher der *Prozess beruflicher Identitätsfindung zwischen Vorbehalt und Akzeptanz* neu ausgehandelt und zwischen Tradition und Veränderung *ausbalanciert* werden. Dabei muss auf *Vorbehalte*, Unsicherheiten und Ängste reagiert und kommunikativ alle eingebunden werden.

In Orientierung an konkreten Patientenfällen und durch aufgebaute Akzeptanz in der intraprofessionellen Beziehung zwischen APN und Pflegefachpersonen können gemeinsame Zielsetzungen formuliert werden.

Auf der Basis gemeinsam ausgehandelter Werte, Ziele und Regeln in der Zusammenarbeit, wird so *Akzeptanz* der neuen Rolle innerhalb der eigenen Berufsgruppe entwickelt. Die Art und Weise der Zusammenarbeit als Profession nimmt wiederum Einfluss auf die, in der geriatrischen Versorgung notwendige, interdisziplinäre Zusammenarbeit und hat Auswirkungen auf die Versorgungsqualität geriatrischer Patient:innen im Krankenhaus.

© Der/die Autor(en), exklusiv lizenziert an Springer Fachmedien Wiesbaden GmbH, ein Teil von Springer Nature 2024
A. Feist, *Zusammenarbeit von Advanced Practice Nurses und Pflegefachpersonen im Kontext geriatrischer Versorgung*, BestMasters,
https://doi.org/10.1007/978-3-658-46579-7_5

Hilfreiche Strategien für die Zusammenarbeit werden auf unterschiedlichen Ebenen eingesetzt. Einerseits muss in Bezug auf das zentrale Phänomen die Veränderung *zwischen Vorbehalt und Akzeptanz ausbalanciert* werden, andererseits werden im Rahmen der persönlichen *beruflichen Identitätsfindung* individuelle Selbstschutzstrategien entwickelt. Darüber hinaus werden in den Prozessen der Interaktionen, Handlungen und Strategien (siehe 4.4) für die Zusammenarbeit mit dem Team betreffende Strategien zur Entwicklung von *Akzeptanz* beschrieben.

Nachfolgend werden die Ergebnisse dieser Arbeit in Bezug auf wissenschaftliche Erkenntnisse diskutiert, Limitationen reflektiert, die Relevanz und Implikationen der Erkenntnisse beschrieben, sowie mit einem Ausblick abgerundet.

5.1 Empirische Verankerung und Einordnung in den Forschungsstand

Auf Grundlage der empirischen Ergebnisse wurde die Theorie der sozialen Identität (TSI) nach Tajfel und Turner (2004) als sensibilisierendes Konzept im Prozess der Datenanalyse einbezogen. Diese Theorie der Sozialpsychologie zur Analyse des Intergruppenverhaltens eignet sich im Rahmen der methodischen Anlehnung an die Grounded Theory als Handlungstheorie. Soziale Identität wird nach Tajfel und Turner (2004), nicht ausschließlich als Selbstkonzept im Rahmen personaler Identität entwickelt, sondern zudem durch soziale Identität geprägt. Die Zugehörigkeit zu einer bestimmten Gruppe wird an bestimmten Kategorisierungsmerkmalen ausgemacht, wie z. B. die Zuordnung direkter klinischer Praxis zur Profession Pflege. Die Kategorisierungsmerkmale können dann in einem Bewertungsprozess zwischen verschiedenen Gruppen verglichen und die persönliche Identität an der Gruppenzugehörigkeit möglichst vieler positiver sozialer Merkmale ausgemacht werden (Tajfel & Turner, 2004). Wird diese Theorie auf die Zusammenarbeit und Interaktion zwischen APN und Pflegefachperson übertragen, so muss die Person beziehungsweise die APN-Rolle zunächst neu eingeordnet werden. Die in dieser Arbeit beschriebenen entgegengebrachten *Vorbehalte* wirken zunächst abgrenzend zwischen der Gruppe von Pflegefachpersonen in der Bereichspflege und der Gruppe akademisierter Pflegefachpersonen in der APN-Rolle. APNs werden „kritisch beäugt" als „anders" erlebt und zunächst nicht der eigenen Identität Pflegender zugeordnet. Das zentrale Phänomen dieser Arbeit beschreibt somit im Sinne der Theorie nach Tajfel und Turner (2004) den Aushandlungsprozess einer neuen sozialen Identität der Profession Pflege. Die *berufliche Identität* der APN kann, gemäß dieser Theorie erst durch die Interaktions- und Handlungsprozesse (siehe 4.4) als „anders" und dann „zur Profession zugehörig" bewertet und *akzeptiert* werden. Dabei müssen die

5.1 Empirische Verankerung und Einordnung in den Forschungsstand

Werte, Verantwortung und Aufgaben der Profession Pflege neu hinterfragt und Professionsgrenzen verändert werden. In diesem schwierigen Prozess der *beruflichen Identitätsfindung* muss zwischen traditionellen Denk- und Handlungsmustern und Möglichkeiten der Veränderung ausbalanciert werden.

5.1.1 Zusammenarbeit und der Prozess beruflicher Identitätsfindung

Mit der Entwicklung beruflicher Identität und beruflichem Engagement in der Pflege hat sich Fischer (2013) intensiv auseinandergesetzt und einen engen Zusammenhang der beruflichen Identität mit der Entwicklung beruflicher Handlungskompetenz beschrieben. Diese wird sogar als Dimension beruflicher Handlungskompetenz bezeichnet. Weiterhin schreibt die Autorin in diesem Zusammenhang der Zusammenarbeit im Team einen hohen Stellenwert zu. Die Ergebnisse von Fischer (2013) bekräftigen das Ergebnis des zentralen Phänomens und können daher eine resultierende verbesserte geriatrische Versorgung, mit der Entwicklung beruflicher Handlungskompetenz im Pflegeteam begründen. Anderson et al. (2019) haben die Beziehung zwischen „nursing identity" und „advanced nursing practice" untersucht. Die Autoren kommen zu dem Ergebnis, dass die mit der Zeit entstehenden positiven Beziehungen zur eigenen Berufsgruppe interprofessionelle Spannungen reduzieren können. Diese Ergebnisse stützen ebenfalls die zentrale Bedeutung der Entwicklung pflegerischer, *beruflicher Identität* im zentralen Phänomen und die Bedeutung persönlicher Beziehung für die Zusammenarbeit. Nicht zielführend und sogar destabilisierend für Advanced practice nursing werden Abwertung innerhalb des pflegerischen Teams und unter ANPs benannt (Anderson et al., 2019). Dabei wird deutlich, dass eine erfolgreiche Implementierung von komplexen Faktoren beeinflusst wird und die Arbeit der APN nicht ausschließlich am Implementierungserfolg gemessen werden kann (siehe 5.4.).

5.1.2 Interprofessionelle Zusammenarbeit

Grundsätzlich ist das Ziel in der Versorgung geriatrischer Patient:innen eine effektive interprofessionellen Zusammenarbeit anzustreben, um auf der Grundlage mit allen Beteiligter das gesundheitliche Outcome geriatrischer Patient:innen zu verbessern (WHO, 2010; WHPA, 2019), sowie die Patient:innensicherheit erhöhen zu können (Reeves et al., 2013; Reeves et al., 2017; Petri, 2010). Auswirkungen von intraprofessioneller und interprofessioneller klinischer Zusammenarbeit auf Patient relatet outcomes bei multimorbiden älteren Patient:innen werden von de Gans et al. (2023) beschrieben. Diese Ergebnisse, sowie die Erkenntnisse der eigenen Arbeit (siehe 4.5) geben Anlass zur Hypothese, dass durch eine gezielte Zusammenarbeit, sowohl intra- wie interdisziplinär eine prozessorientierte, verbesserte Versorgung von geriatrischen Patient:innen im Krankenhaus gewährleistet werden kann. APN Rollen können dabei eine bedeutende Rolle sowohl in der prozessorientierten Versorgungsgestaltung der Patient:innen als auch hinsichtlich der gezielten Förderung intra- und interprofessionellen Zusammenarbeit einnehmen. In dieser Hinsicht kommt der Zentralkompetenz Collaboration (Carter et al., 2019) innerhalb des APN-Konzeptes eine zentrale Bedeutung zu.

Intraprofessionelle Zusammenarbeit hat im Allgemeinen viele Gemeinsamkeiten mit den Erkenntnissen interprofessioneller Zusammenarbeit. Daher können internationale wissenschaftliche Erkenntnisse zum Thema interprofessioneller Zusammenarbeit, wie das National Interprofessional Competency Framework (CIHC, 2015; Josi et al., 2020) oder die Core Competencies for Interprofessional Collaborative Practice (IPEC, 2023) den wissenschaftlichen Hintergrund ergänzen.

Teamfaktoren werden in der Literatur als meist benannte Hindernisse der Einführung von neuen Versorgungskonzepten wie des Advanced Practice Nursing benannt (Stephanow, 2019; Torrens et al., 2020; Denninger et al., 2023) Ergebnisse dieser Arbeit beschreiben Spezifika der Profession Pflege als kontext- und sogar das zentrale Phänomen prägend. Berufsgruppenspezifische Untersuchungen der Zusammenarbeit sind in dieser Hinsicht notwendig. Zudem ist die Übertragbarkeit internationaler Erkenntnisse zum Thema Zusammenarbeit auf den Kontext deutscher Versorgungsstrukturen zu überprüfen.

International werden viele verschiedene APN-Rollenprofile beschrieben und unterschiedliche APN-Rollenbezeichnungen verwendet. Neben dem Begriff Advanced Practice Nurse sind Begriffe wie Nurse Practitioner, Clinical Nurse Specialist, Advanced Nurse Practictioner für spezielle pflegerische Rollenprofile mit akademischer Qualifizierung zu finden (z. B. Contandriopoulos et al., 2015; Lookwood et al., 2020). Diese sind im Zusammenhang der Fokussierung interdisziplinärer Zusammenarbeit bei internationaler Betrachtung von Bedeutung. Durch die Ausweitung der Suchbegriffe konnten so im Forschungsprozess, weitere wissenschaftliche Publikationen zur intraprofessionellen Zusammenarbeit identifiziert und einbezogen werden.

In den Interviews ist aufgefallen, dass zu Beginn sehr häufig Aspekte der interprofessionellen Zusammenarbeit genannt wurden. Die eigene Berufsgruppe musste durch gezielte Fragen aktiv in den Fokus gerückt werden. Insgesamt sind Antworten in Bezug auf die eigene Berufsgruppe den Interviewpartner:innen wesentlich schwerer gefallen, als zur interprofessionelle Zusammenarbeit.

In den Interviews wird eine wirksame intraprofessionelle Zusammenarbeit, im Sinne eines gemeinsamen beruflichen Identitätsverständnisses als Voraussetzung für eine „wahre interprofessionelle Zusammenarbeit" gesehen (siehe 4.5). Auch die Canadian Nurses Association beschreibt eine wirksame intraprofessionelle Zusammenarbeit als unterstützend für die Zusammenarbeit mit anderen Berufsgruppen (CNA, 2020). Eine ausschließliche Fokussierung Interprofessioneller Zusammenarbeit erscheint daher nicht ausreichend und vollständig zielführend (siehe 5.4.).

Es ist von großer Bedeutung weitere Erkenntnisse zu Besonderheiten der intraprofessionellen Zusammenarbeit zu gewinnen und Strategien zur Förderung beruflicher Identität innerhalb der Profession Pflege zu entwickeln, um Advanced Practice Nurses bei der Rollenimplementierung zielgerichtet und wirksam unterstützen und die Rolle langfristig auch in Deutschland etablieren zu können. Darüber hinaus wird empfohlen im Rahmen von Prozessevaluation die Qualität und die Entwicklung der intra- wie interprofessionellen Zusammenarbeit zu erheben (siehe 5.4.).

5.1.3 Professionsforschung

In der Professionsforschung wird Hierarchie als bedeutendes Thema der Professionsentwicklung beschrieben. Gleichzeitig beschreiben Advanced Practice Nurses in den Interviews hierarchisches Vorgehen und „Machtgeschichten" als hemmenden Faktor bei der Einführung und Etablierung der APN-Rollen (siehe 4.3.3.), siehe auch Thompson und McNamara (2022). Die Autoren beschreiben als negative Auswirkungen von Hierarchie auf die Zusammenarbeit verstärkte Gruppenabgrenzungen. Eine Differenzierung unterschiedlicher Rollenprofile innerhalb der Profession Pflege wird im Rahmen des Skill-Grade-Mixes jedoch als notwendig betrachtet (Weidner & Schubert, 2022). Diese ist jedoch gleichzeitig mit neuen Hierarchieebenen verbunden und als wichtiger Schritt der Professionalisierung zu sehen. Es braucht daher Strategien zur partizipativen Einbeziehung von Pflegefachpersonen in den Prozess, Strategien zur Integration von akademischen Pflegefachpersonen in der klinischen Praxis sowie im Rahmen der beruflichen Identitätsfindung eine Neudefinition des in Deutschland meist negativ assoziierten Begriffs der Hierarchie.

Cassier-Woidasky (2011) sieht Grenzen neuer Arbeitsteilungen in der unreflektierten Wertzuschreibungen klassischen Professionstheorien begründet. Im Rahmen der *Vorbehalte* gegenüber APNs zu Beginn des Prozesses finden solche Wertzuschreibungen statt. Um eine Patientenorientierung als Merkmal professionellen Handelns erreichen zu können, wird von der Autorin (Cassier-Woidasky, 2011) der Ansatz interaktionistischer Professionstheorien unter Berücksichtigung der Aspekte Identität, Legitimation und Handeln für notwendig gesehen. Dabei betont die Autorin insbesondere die Bedeutung empirischer Ergebnisse, um professionsbezogene Handlungsprobleme nachvollziehen und rekonstruieren zu können (Cassier-Woidasky, 2011). In der vorliegenden Arbeit wurde ein solches qualitatives, methodisches Vorgehen gewählt und die vorliegenden empirischen Ergebnisse können in diesem Sinne verstanden werden.

Zur Gewährleistung patientenzentrierter Pflege ist somit neben der Entwicklung beruflicher Identität gemäß dem zentralen Phänomen, nach Cassier-Woidasky (2011) die Legitimation und das Handeln notwendig. Im Sinne der klinischen Autonomie im Zusammenhang mit Advanced Nurse Practitioners werden von Lookwood et al. (2022) vier verschiedene Stufen klinischer Autonomie unterschieden. In der Stufe des „ANP Stepping-Up" geht es zunächst darum die ANP in ihrer Rolle zu akzeptieren. Erst in der nächsten Stufe „ANP Living it" wird die klinische Praxis von ANPs ermöglicht. Dabei wird eine unterstützende Umgebung als notwendig beschrieben. In dieser Phase werden ebenfalls kollaborative Teambeziehungen thematisiert. Laut Lookwood et al. (2022) können fehlende politische Regelungen zu Rollenambiguitäten und zu Widerständen gegen klinische Autonomie der APN in den Pflegeteams führen. In der Phase der „ANP Bounce-back ability" wird es als wahrscheinlicher gesehen, dass APNs ohne diese entwickelte Fähigkeit ihre Rolle verlassen. Eine der wichtigsten Einschränkungen klinischer Autonomie sehen die Autor:innen (Lookwood et al., 2022) in mangelndem Selbstvertrauen in eigene Kompetenzen. In dieser Hinsicht sind insbesondere Strategien zum Selbstschutz und Unterstützung der ANP von Bedeutung (siehe 4.2; 5.4.).

Gemäß den Lookwood et al. (2022) wird erst in der Stufe „ANP setting in motion" klinische Autonomie auf der Grundlage entwickelter Beziehungen und effektiver Zusammenarbeit im Team möglich. Die vier verschiedenen Stufen klinischer Autonomie könnten dem in dieser Arbeit entwickelten Handlungsprozessmodell *Zwischen Vorbehalt und Akzeptanz – Einen Prozess beruflicher Identitätsfindung ausbalancieren* hinterlegt werden. Durch die *Akzeptanz* in der eigenen Berufsgruppe und der damit einhergehenden Entwicklung klinisch autonomen Handelns der APN kann die Wirksamkeit der Versorgung gesteigert werden, welche sich wiederum positiv auf die Versorgungsqualität der geriatrischen Patient:innen auswirkt. Dies bedeutet, dass neben der Entwicklung einer gemeinsamen beruflichen Identität, die Förderung klinischer Autonomie der APN-Rolle fokussiert und weiter beforscht werden sollte (siehe 5.4.).

5.1.4 Akademisierung und Zusammenarbeit

Studienergebnisse in Bezug auf die Akademisierung der Pflege können die empirischen Ergebnisse dieser Arbeit ergänzen. Der Einfluss von Akademisierung auf die intra- und interprofessionelle Zusammenarbeit wird von Rixe et al. (2017) beschreiben. Ähnlich wie im Interview werden dabei nicht nur Wohlwollen, sondern auch Unsicherheit, Angst und Neid (siehe 4.2.) gegenüber akademischen Pflegefachpersonen benannt (Rixe et al., 2017; Thompson & McNamara, 2022; Weidner & Schubert, 2022). Auch die beschriebene Veränderung von traditionellen zu differenzierten Rollenprofilen von „Wir sind (nicht mehr) alle das Gleiche" hin zu einer „Diversität in der Pflege" wird in diesem Zusammenhang beschrieben (Rixe et al. 2017, S. 27). Weiterhin führen die Autor:innen eine das berufliche Selbstverständnis prägende berufliche Bescheidenheit, auf den geschichtlichen Ursprung christlicher Werte, Aufopferung und Selbstlosigkeit zurück (Rixe et al., 2017). Die benannte sprachliche Abschwächung in Bezug auf den Einführungsprozess der APN-Rollen kann neben dem Abhängigkeitsfaktor zur eigenen Berufsgruppe auch in einer beruflichen Bescheidenheit begründet sein. Rixe et al. (2017, S. 29) sprechen in ihrem Artikel von „einer schwierigen Übergangszeit für alle Beteiligten, welche sie mit der Bewältigung neuer Herausforderungen" begründen. In diesem Zusammenhang gewinnt die Strategie des kleinschrittigen Ausbalancierens des Prozesses an Bedeutung. Strategien zur Förderung interdisziplinärer Zusammenarbeit sowie Selbstschutzstrategien für APNs können dabei zur Bewältigung der Herausforderung beitragen (siehe 5.4.).

Weiterhin zeigen Ergebnisse einer Querschnittstudie von Pflegefachpersonen in sechs Krankenhäusern im Nordwesten Deutschlands, dass insbesondere Menschen mit einem akademischen Studium oder in Leitungspositionen eine positivere Haltung zur Akademisierung haben (Mertens et al., 2019). Dieser Aspekt ist Teil der empirischen Ergebnisse und wird bei intervenierenden Bedingungen beschrieben (siehe 4.3.3). Eine politisch aktive Förderung der Akademisierung zur Steigerung der Anzahl akademisierter Pflegefachpersonen könnte daher die Implementierung der APN-Rolle positiv unterstützen (siehe 5.4.).

Contandriopoulos et al. (2015, S. 1) beschreiben fünf zentrale Themenkategorien zur Integration von Nurse Practitioners: "Planning", "role definition", "practice model", "collaboration" and "team support". Dabei können insbesondere zum Thema Zusammenarbeit viele Gemeinsamkeiten zu Themen im

Handlungsmodell (siehe 4.1.) dieser Arbeit gefunden werden. Ebenso wird die Fokussierung eines „patientenzentrierten Vorgehens" als förderlich für eine konstruktive Teamdiskussion beschrieben (Contrandriopoulos et al., 2015). Auch Ergebnisse der Kategorie Rollendefinition und Konsensbildung zeigen, dass selbst wenn alle ins Boot genommen werden, es zu bedeutenden Hindernissen in die Versorgungspraxis kommen kann (Contrandriopoulos et al., 2015). Die Gemeinsamkeiten der Ergebnisse veranlassen zur Hypothese, dass die aktuellen Herausforderungen in der Zusammenarbeit verschiedener Qualifikationsniveaus innerhalb der Pflege nicht ausschließlich auf das Setting Krankenhaus in Deutschland zutreffen. Vielmehr sind diese anscheinend mit der Einführung der neuen APN-Rolle verbunden. Die Integration internationaler Expertise zum Beispiel durch Ausweitung des Samples auf APNs auf das Ausland können daher die Ergebnisse dieser Arbeit ergänzen (siehe 5.4.).

Zenani et al. (2023) haben den Beitrag einer interprofessionellen Ausbildung auf die Entwicklung kompetenter Studierenden in der Krankenpflege untersucht. Die Autoren beschreiben dabei drei Themen: Förderung der Patient:innensicherheit in der Pflegepraxis, die Sozialisierung von Pflegeschüler:innen in der interprofessionellen Zusammenarbeit und die Förderung der Entwicklung der beruflichen Identität. Bezogen auf die Ergebnisse von Zenani et al. (2023) und den empirischen Ergebnissen der Interviews kann sich eine frühe interprofessionelle Sozialisation im Rahmen der Ausbildung akademischer Pflegefachpersonen förderlich auf die Entwicklung der beruflichen Identität auswirken und die Entwicklung von Akzeptanz der APN in ihrer neuen Rolle fördern. Auch IPEC (2023) kommen zu dem Ergebnis, dass ein Zusammenhang interprofessioneller Edukation und kollaborativer Praxis besteht. In dieser Hinsicht ist die Förderung interprofessioneller Kompetenzen anzustreben und Curricular zu verankern (siehe 5.4.).

Die empirischen Erkenntnisse dieser Arbeit können in den Zusammenhang mit dem beschriebenen Hintergrund gesetzt werden und diesen ergänzen. Neu ist die detaillierte Fokussierung intraprofessioneller Zusammenarbeit zwischen APN, als akademisierte Pflegefachperson und Pflegefachpersonen in der Versorgung geriatrischer Patient:innen in deutschen Krankenhäusern unter handlungstheoretischer Perspektive. Wissenschaftliche Erkenntnisse zu den identifizierten Themen, sowie internationale Erkenntnisse können die gewonnen Erkenntnisse in Bezug auf die intraprofessionelle Zusammenarbeit bestärken.

In den Vorannahmen wurde von Teamdynamiken durch unterschiedliche Kompetenzniveaus ausgegangen, welche zu Konfliktpotenzial führen. Zudem wurde im Hintergrund beschrieben, dass Spannungen und Dynamiken aus Rollenunklarheit (Kusi-Appiah et al., 2019) und unterschiedlichen Rollenerwartungen

(Brykczynski & Mackavey, 2019) resultieren können. Überraschend ist, dass in den Interviews jedoch nicht direkt von einem Konflikt innerhalb der eigenen Berufsgruppe gesprochen wird. Vielmehr wird die Herausforderung des Veränderungsprozesses in den Vordergrund gestellt und reflexiv und mittels Perspektivwechsel versucht sich empathisch in die Kolleg:innen einzufühlen und den Prozess auszubalancieren. Hierbei ist eine ständige Analyse der aktuellen Situation im Team erforderlich. Auch wenn keine direkten Konflikte ausgesprochen oder diese nur bei den Kolleg:innen beobachtet wurden, beschreiben die APNs den Prozess als eine „sehr schwierige Herausforderung".

Wider Erwarten wurde in den Interviews nicht von den in der Literatur beschriebenen unterschiedlichen Rollenerwartungen gesprochen. Diese wurden sogar im Interview verneint. Stattdessen wurde von Vorbehalten aufgrund der neuen Rolle gesprochen. Interessant ist auch, dass Rollenklarheit zwar wichtig ist, aber weitere Aspekte wie ein Beziehungs- und Vertrauensaufbau für die Zusammenarbeit ebenso von grundlegender Bedeutung sind. Diese jedoch in der Literatur im Zusammenhang mit der Zusammenarbeit innerhalb der Berufsgruppe Pflege noch wenig im Fokus stehen.

5.2 Stärken und Limitationen

Im Rahmen der zeitlichen Limitation und der umfangreichen Methode der Grounded Theory (Strauss & Corbin, 1996), kann in dieser Arbeit nur eine methodische Anlehnung an die Grounded Theory Methodologie (Truschkat et al., 2005) umgesetzt werden. Ebenfalls war der Zeitraum zur Rekrutierung sowie Durchführung der Interviews aufgrund von der Haupturlaubszeit im Sommer begrenzt (siehe Abb. 3.1.). Dies hatte Auswirkungen auf den „theoretical sampling" Prozess. Die Rekrutierung wurde auf der Grundlage erster Analyseergebnisse und weiterer Recherche fortgesetzt. Dabei wurde ein möglichst heterogenes Sample gewählt, um die Ergebnisse auch in der Analyse entsprechend kontrastieren zu können (Truschkat et al., 2005). Hierdurch wurde ein hoher theoretischer Erkenntniswert angestrebt (Döring & Bortz, 2016; Mey & Mruck, 2020b). Dabei ist es gelungen bundesweit masterqualifizierte APNs mit dem Schwerpunkt der Versorgung geriatrischer Patient:innen verschiedener Kliniken in unterschiedlichen Implementierungsphasen zu rekrutieren. In Bezug auf die Erfahrungsprobe ergibt sich im Hinblick auf das Sample (n = 7) eine sehr kleine Stichprobe im Rahmen der Qualifikationsarbeit. Es gilt dabei zu berücksichtigen, dass auch die Zielgruppe der masterqualifizierten APNs mit Bezug zur geriatrischen Versorgung in deutschen Krankenhäusern sehr klein ist.

Auch wenn keinerlei Abhängigkeitsverhältnis der Interviewerin zu den Interviewproband:innen besteht oder bestanden hat und die Interviews von vertraulicher Offenheit gekennzeichnet waren, sind sozial erwünschte Antworten, insbesondere auf die Implementierungssituation nicht auszuschließen.

Eine theoretische Datensättigung ist gemäß der Literatur (Polit & Beck, 2018) dann erreicht, wenn eine Heterogenität des Samples abgebildet werden kann, innerhalb der Schlüsselkategorien jedoch keine weiteren neuen Erkenntnisse mehr gewonnen werden können. Ob in dieser Arbeit eine theoretische Datensättigung erreicht werden konnte, bleibt offen. Die große Übereinstimmung in den Aussagen der unterschiedlichen Interviews, lässt jedoch eine Annäherung an eine mögliche Datensättigung vermuten. Weitere Untersuchungen diesbezüglich sind nötig.

Zur Validierung der Ergebnisse wurden einzelne anonymisierte Transkriptpassagen im Rahmen von Peer-Groups gemeinsam analysiert und diskutiert. Ein solches Vorgehen unterstützt das Gütekriterium „intersubjektive Nachvollziehbarkeit" (Steinke, 2010) und wird zur Reflexion der eigenen Subjektivität in der Literatur empfohlen (Döring & Bortz, 2016; Mey & Mruck, 2020b; Flick, 2018).

Das Handlungsprozessmodell suggeriert eine zeitliche Dimension des Prozesses. Diese kann jedoch auf der Grundlage der Daten nicht explizit einzelnen Phasen zugewiesen werden. Zusätzlich wird der Prozess sehr stark von intervenierenden Faktoren, wie z. B. Team, Fluktuation, Offenheit für Veränderung ect. geprägt und ist daher nicht linear vorhersehbar. Dennoch gibt es Strategien, die eher am Anfang oder eher am Ende des Prozesses verortet werden können (siehe 4.). Auf der Grundlage der Daten wurde dies im Handlungsprozessmodell berücksichtigt. Weitere Forschung diesbezüglich ist nötig (siehe 5.4.).

5.3 Relevanz

Die Relevanz in Bezug zur Fragestellung wurde bereits im Hintergrund (siehe 2.) dargelegt. Diese ist insbesondere für die Weiterentwicklung der Versorgungspraxis und Verbesserung der Versorgungsqualität geriatrischer Patient:innen im Krankenhaus relevant. Durch die Fokussierung auf die intradisziplinären Zusammenarbeit der Profession Pflege bei der Implementierung von APN Rollen in deutschen Krankenhäusern hinsichtlich der Versorgung geriatrischer Patient:innen, konnten Hypothesen zur Zusammenarbeit gebildet und das derzeit noch wenig beforschte Thema der intradisziplinären Zusammenarbeit näher betrachtet werden. Die beschriebenen Erfahrungen der Strategien in Bezug auf die Zusammenarbeit mit der eigenen Berufsgruppe können im Rahmen von

APN-Implementierungsprojekten den *Prozess der beruflichen Identitätsentwicklung – Zwischen Vorbehalt und Akzeptanz* unterstützen. In dieser Arbeit wurde der Fokus speziell auf die Population geriatrischer Patient:innen gerichtet und Ein- und Ausschlusskriterien der Interviewproband:innen entsprechend gewählt. Geriatrische Patient:innen nehmen daher im Rahmen des Prozessmodells eine zentrale Rolle hinsichtlich kontextueller sowie ursächlicher Bedingungen ein und die Koordination geriatrischer Versorgung prägt einen Handlungsprozess.

In wie fern das beschriebene zentrale Phänomen jedoch speziell auf die Patientengruppe geriatrischer Patient:innen zutrifft oder auf die Versorgung anderer APN Zielpopulationen übertragen werden kann, kann in weiteren Forschungsvorhaben durch die Integration von APNs mit anderen Schwerpunkten überprüft werden. Ebenfalls kann die Untersuchung des beschriebenen zentralen Phänomens auf den internationalen Kontext erweitert werden, um zu überprüfen, ob dieses bei der Etablierung von APN-Konzepten auch international relevant ist (siehe 5.1.4).

5.4 Handlungsempfehlungen und Implikationen

Die Notwendigkeit der Entwicklung und Etablierung differenzierter pflegerischer Rollenprofile wie Advanced Practice Nursing-Rollen sind zur Unterstützung geriatrischer Patient:innenversorgung essenziell. Durch eine gezielte Förderung effektiver Zusammenarbeit kann ein wichtiger Beitrag zur Verbesserung der Patient:innenversorgung geriatrischer Patient:innen im Krankenhaus geleistet werden.

Bildung und Ausbildung
Zur Förderung einer wirksamen intra- sowie interprofessioneller Zusammenarbeit muss im Rahmen einer berufsbildenden Pflegeausbildung, sowie im Rahmen von hochschulischen Pflegestudiengängen die Entwicklung beruflicher Identität und Offenheit für Veränderung pflegerischer Rollenprofile gefördert werden. Hierfür sind die Themenfelder interprofessionelle Edukation und der Erwerb kollaborativer Kompetenzen curricular zu verankern.

So können kontextprägende Aspekte wie die Historie des Pflegeberufs und wesentliche Aspekte unterschiedlicher internationaler pflegerischer Rollenprofile vermittelt werden. Weiterhin kann die Bedeutung von Autonomie und Hierarchie im Zusammenhang von Professionsentwicklung diskutiert und reflektiert werden. Darüber hinaus kommt einer hochschulischen Begleitung der APN-Rollenimplementierung im Rahmen von Masterstudiengängen eine große

Bedeutung zu, um die Entwicklung der Zentralkompetenz „Collaboration" (Carter et al., 2019) zu fördern.

APN

Im Rahmen der beruflichen Identitätsfindung ist es von grundlegender Voraussetzung für die APN ein Bewusstsein für und Strategien zum Umgang mit der Komplexität des Implementierungsprozesses zu entwickeln.

Die Entwicklung einer ausgeprägten Reflexionsfähigkeit und Strategien zum Selbstschutz sind im Rahmen der persönlichen beruflichen Identitätsfindung zentral, um den Herausforderungen des langwierigen Prozesses standhalten zu können. Dabei ist es wichtig, um die Herausforderung der APN-Rollenimplementierung zu wissen und Dynamiken in der Zusammenarbeit nicht ausschließlich auf die eigene Person, wie vielmehr auf die Rolle zurückzuführen. Die Methode des Perspektivwechsels kann helfen die Sicht der Pflegefachpersonen nachzuvollziehen und zu analysieren, um entsprechende Maßnahmen zur Förderung der Zusammenarbeit entwickeln zu können. Weiterhin kann der Austausch über Erfahrungen, Entwicklungen und Strategien innerhalb des APN-Netzwerkes oder mit Kolleg:innen in gleichen Rollen eine gute Unterstützung bieten eigene Kompetenzen zu reflektieren und Rollengrenzen zu definieren und Strategien weiterzuentwickeln.

Im Hinblick auf die Förderung von Akzeptanz und guter Zusammenarbeit sind Strategien wie die Orientierung an konkreten Patient:innenfällen und -bedarfen sowie einer gemeinsamen Zielsetzung empfehlenswert. Neben dieser ist der Aufbau einer persönlichen, wertschätzende Beziehung zu den Pflegefachpersonen eine bedeutende Voraussetzung für die Zusammenarbeit. Zur Steigerung der Motivation und langfristigen Akzeptanz des neuen Rollenprofils empfehlen die APNs transparent zu kommunizieren und den Pflegefachpersonen Erfolge und den (Mehr-)wert von Interventionen verbal zu spiegeln.

Geschäftsführung/ Pflegedirektion

Die Entscheidung zur Einführung des neuen Rollenprofils APN und dem damit einhergehenden langen Implementierungsprozess benötigt Wille und Motivation, sowie volle Unterstützung durch die Pflegedirektion und Geschäftsführung eines Krankenhauses. Dabei ist das Bewusstsein und die Berücksichtigung des langwierigen Implementierungsprozesses sowohl im Hinblick auf die Erwartungshaltung gegenüber der APN, sowie hinsichtlich der zeitlichen Planung von Bedeutung. Breits bei der Vorbereitung der Einführung einer APN-Rolle ist auf eine bewusste, positive Kommunikation ins Team zu achten. APNs sollten in Ihrer Rolle durch

5.4 Handlungsempfehlungen und Implikationen

gezielte APN-Mentoring Programme in ihrer beruflichen Identitäts- und Rollenfindung unterstützt und begleitet werden. Zur Generierung neuer Erkenntnisse ist eine Projekt- und Prozessbegleitung durch die Führungsebene zu beauftragen. Maßnahmen zur Förderung beruflicher Identitätsfindung und die Bearbeitung von Vorbehalten können im Rahmen von moderierten Teamcoachings thematisiert werden. Auch die Möglichkeit zur transparenten Kommunikation und die Unterstützung von Teamfindungsprozessen können den Prozess unterstützen.

Politik

Politisch muss die Herausforderung der bereits derzeit nicht bedarfsgerechten Versorgung geriatrischer Patient:innen in deutschen Krankenhäusern unbedingt in den Fokus genommen werden. Es sind Maßnahmen zur Verbesserung der Rahmenbedingungen geriatrischer Versorgung zu treffen. Implementierungsprojekte von APN-Rollen mit einer prozessübergreifenden, interdisziplinären und am Versorgungsbedarf geriatrischer Patient:innen ausgerichteten Zielsetzung zur Verbesserung der Patient:innenversorgung müssen finanziell gefördert werden. Eine gesetzliche Regelung zur Sicherung des Titelschutzes und Qualifikationsvoraussetzung für Advanced Practice Nurses ist grundlegend notwendig. Durch politische Relevanz kann das Konzept auch in der beruflichen Praxis an Relevanz gewinnen und möglichen Rollenunklarheiten und -ambiguitäten entgegengewirkt werden. Weiterhin ist das prozessübergreifende Konzept in Regelungen der Personalbemessung und Finanzierung von Pflegefachpersonen zu berücksichtigen, welche Einfluss auf kontextuelle Rahmenbedingungen nehmen.

Um zukünftig APN-Rollen leichter implementieren zu können und auf eine größere Anzahl masterqualifizierter Pflegefachpersonen zugreifen zu können, muss die Akademisierung und insbesondere die Qualifizierung auf Masterniveau in der Pflege aktiv politisch unterstützt und gefördert werden.

Forschung

Weitere Forschungen und Erkenntnisse zum Thema Integration akademisch qualifizierter Pflegekräfte sowie intradisziplinärer Zusammenarbeit in deutschen Krankenhäusern sind notwendig.

Um detailliertere Erkenntnisse über den zeitlichen Verlauf gewinnen zu können, kann das Thema Erleben intradisziplinärer Zusammenarbeit prozessbegleitend in einer Longitutinaluntersuchung z. B. durch ergänzende Beobachtungsverfahren untersucht werden.

Weitere Forschungen könnten folgende Fragen explorieren:

Welchen Zusammenhang gibt es zwischen den Leveln klinischer Autonomie (Lookwood et al., 2022) und der Entwicklung intradisziplinärer Zusammenarbeit?

Können im Prozess beruflicher Identitätsfindung Strategien zur Förderung der Zusammenarbeit einzelnen Leveln zugeordnet werden?

Wie erleben und definieren Pflegefachpersonen Hierarchie in der Pflege? Welche Auswirkungen von Hierarchie wird in der intradisziplinären Zusammenarbeit und insbesondere auf die Integration von APN-Rollen erlebt? Welche Strategien können eine Etablierung eines differenzierten Rollenprofils unterstützen?

Wie erleben Pflegefachpersonen interdisziplinäre Zusammenarbeit? Welche Auswirkungen intraprofessioneller Zusammenarbeit wird auf die interprofessionelle Zusammenarbeit beschrieben?

Wie erleben an der Versorgung Beteiligte die Integration akademisierter Pflegefachpersonen, sowie die Akzeptanz im pflegerischen Team? Welche Strategien können daraus für die Implementierung der APN-Rolle und die Entwicklung der Kernkompetenz Zusammenarbeit abgeleitet werden?

Fazit 6

APNs mit dem Schwerpunkt Versorgung geriatrischer Patient:innen im Krankenhaus können bei wirksamer Zusammenarbeit durch ihre koordinierende Funktion eine bedeutende Rolle zum Umgang mit den aktuellen Herausforderungen einnehmen. Sie erleben, dass sie durch ihre Rolle für Unterstützung und Entlastung bei Pflegefachpersonen sorgen und gleichzeitig auch zur Verbesserung der Versorgungsqualität geriatrischer Patient:innen im Krankenhaus beitragen können. Eine wichtige Voraussetzung ist die Akzeptanz innerhalb des Teams, insbesondere aber bei den Kolleg:innen der eigenen Berufsgruppe, um gemeinsam als Profession geriatrische Versorgung gestalten und die Herausforderungen meistern zu können.

Der Bedarf zur langfristigen Implementierung von APN-Rollen mit spezifischer geriatrischer Expertise zur Ergänzung des Qualifikationsmixes, sowie als patient:innenzentrierter Lösungsansatz zur Bewältigung der zunehmenden Herausforderungen geriatrischer Multimorbidität im Krankenhaus ist gegeben.

Zur weiteren Etablierung des neuen Versorgungskonzeptes sowie zur Reduktion von Rollenambiguitäten ist vor allem politische Unterstützung ausschlaggebend. Auch der Unterstützung durch das Management des jeweiligen Krankenhauses kommt eine große Bedeutung zu. Weitere Forschung ist zudem notwendig. Entwicklung beruflicher Identität sowie Strategien zur Förderung von Akzeptanz im Team sind im Zusammenhang intradisziplinärer Zusammenarbeit zentral.

Literaturverzeichnis

Aiken, L. H., Sloane, D., Griffiths, P., Rafferty, A. M., Bruyneel, L., McHugh, M., Maier, C. B., Moreno-Casbas, T., Ball, J. E., Ausserhofer, D., Sermeus, W., & RN4CAST Consortium (2017). Nursing skill mix in European hospitals: cross-sectional study of the association with mortality, patient ratings, and quality of care. *BMJ quality & safety*, 26(7), (p. 559–568). https://doi.org/10.1136/bmjqs-2016-005567

Anderson, H., Birks, Y., & Adamson, J. (2019). Exploring the relationship between nursing identity and advanced nursing practice: An ethnographic study. *Journal of clinical nursing*, 29(7–8), (p. 1195–1208). https://doi.org/10.1111/jocn.15155

Arbeitskreis Medizinischer Ethik-Kommissionen in der Bundesrepublik Deutschland e.V. (AKEK) (Hrsg.) (2020, September 30). *Handreichung für Ethik-Kommissionen für die Beratung bzw. Bewertung von Studien im Hinblick auf datenschutzrechtliche Aspekte.* https://www.akek.de/wp-content/uploads/4D-AG-Datenschutz-DSGVO-Handreichung_v6.4_2020.9.30-final.pdf

Auer, C., Brenner, A. & Krutter, S. (2023, April). *Pflege braucht Qualität.* One-Pager zu Maßnahmen zur Förderung der Ausbildung und zum Einsatz akademisch qualifizierter Pflegefachpersonen. 1. Auflage. https://dg-pflegewissenschaft.de/wp-content/uploads/2023/04/2023_04_16-Onepager-VFP_Flyer_230411_Web.pdf

Bergjan, M., Tannen, A., Mai, T., Feuchtinger, J., Luboeinski, J., Bauer, J., Fischer, U., Kocks, A. (2021). Einbindung von Pflegefachpersonen mit Hochschulabschlüssen an deutschen Universitätskliniken: ein Follow-up-Survey. *Zeitschrift für Evidenz, Fortbildung und Qualität im Gesundheitswesen*, 163, (S. 47–56). https://doi.org/10.1016/j.zefq.2021.04.001

Bickel, H., Schäufele, M., Hendlmeier, I., Heßler-Kaufmann, J. B. (2019). *Demenz im Allgemeinkrankenhaus – Ergebnisse einer epidemiologischen Feldstudie General Hospital Study (GHoSt).* Robert Bosch Stiftung GmbH, Stuttgart. https://www.bosch-stiftung.de/sites/default/files/publications/pdf/2020-07/Demenz_im_Allgemeinkrankenhaus_Ergebnisse_einer_epidemiologischen_Studie_GHoSt.pdf

Blumer, H. (1980). Der methodologische Standpunkt des symbolischen Interaktionismus. In Arbeitsgruppe Bielefelder Soziologen (Hrsg.). *Alltagswissen, Interaktion und gesellschaftliche Wirklichkeit.* (S. 80–146). Wiesbaden: Springer Fachmedien. https://doi.org/10.1007/978-3-663-14511-0_4

Brykczynski, K.A. & Mackavey, C.L. (2019). Role Development of the Advanced Practice Nurse. In M.F. Tracy & E.T. O´Grady (Eds.), *Hamric and Hansons´s Advanced Practice Nursing. An integrative Approach.* (p. 80–107). Elsevier.

Carter, M., Dabney, C. & Hanson, C.M. (2019). Collaboration. In M.F. Tracy & E.T. O´Grady (Eds.), *Hamric and Hansons´s Advanced Practice Nursing. An integrative Approach.* (p. 286–309). Elsevier.

Cassier-Woidasky, A.-K. (2011). Professionsentwicklung in der Pflege und neue Formen der Arbeitsteilung im Gesundheitswesen. Hindernisse und Möglichkeiten patientenorientierter Versorgungsgestaltung aus professionssoziologischer Sicht. In: *Jahrbuch für kritische Medizin und Gesundheitswissenschaften* 47. Zur Kritik schwarz-gelber Gesundheitspolitik, (S. 163–184). http://www.med.uni-magdeburg.de/jkmg/wp-content/uploads/2013/03/JKMG_Band47_Kapitel10_Cassier-Woidasky.pdf

Canadian Interprofessional Health Collaborative (CIHC) (2010). *A national Interprofessional Competency Framework.* https://phabc.org/wp-content/uploads/2015/07/CIHC-National-Interprofessional-Competency-Framework.pdf

Canadian Nurses Association (CAN) (2020). Intra-Professional Collaboration. Position Statement.https://hl-prod-ca-oc-download.s3-ca-central-1.amazonaws.com/CNA/2f975e7e-4a40-45ca-863c-5ebf0a138d5e/UploadedImages/documents/CNA-Position-Statement_Intra-Professional-Collaboration.pdf

Chun Tie, Y., Birks, M., & Francis, K. (2019). Grounded theory research: A design framework for novice researchers.*SAGE open medicine, 7,* 2050312118822927. https://doi.org/10.1177/2050312118822927

Contandriopoulos, D., Brousselle, A., Dubois, CA. et al. (2015). A process-based framework to guide nurse practitioners integration into primary healthcare teams: results from a logic analysis. BMC Health Serv Res 15, 78. https://doi.org/10.1186

Creswell, J. W. (1998). Qualitative inquiry and research design: Choosing among five traditions. Sage Publications, Inc.

Denninger, N.-E., Ries, K. S. & Jux, C. (2023). Faktoren bei der Implemententierung von APNs in Krankenhäusern im deutschsprachigen Raum: Ein Scoping Review. *Pflege & Gesellschaft. Zeitschrift für Pflegewissenschaft,* 28. Jg. H.4, (S. 352 – 367). BeltzJuventa.

de Gans, S. T., Maessen, G. C., van de Pol, M. H. J., van Apeldoorn, M. J., van Ingen-Stokbroekx, M. A. L., van der Sloot, N., Keijsers, C. J. P. W., & van der Zwaard, B. C. (2023). Effect of interprofessional and intraprofessional clinical collaboration on patient related outcomes in multimorbid older patients – a retrospective cohort study on the Intensive Collaboration Ward. *BMC Geriatrics, 23*(1), NA. https://link.gale.com/apps/doc/A762278219/AONE?u=freiburg&sid=ebsco&xid=743d2d29

Deutscher Berufsverband für Pflegeberufe (DBfK), Österreichischer Gesundheits- und Krankenpflegeverband (ÖGKV), Schweizer Berufsverband der Pflegefachfrauen und Pflegefachmänner (SBK) (2013). *Advanced Nursing Practice in Deutschland, Österreich und der Schweiz. Eine Positionierung vom DBfK, ÖGKV und SBK.* https://www.dbfk.de/media/docs/download/DBfK-Positionen/ANP-DBfK-OeGKV-SBK_2013.pdf

Deutscher Berufsverband für Pflegeberufe e.V. (DBfK) (2019). *Advanced Practice Nursing Pflegerische Expertise für eine leistungsfähige Gesundheitsversorgung.* https://www.dbfk.de/media/docs/download/Allgemein/Advanced-Practice-Nursing-Broschuere-2019.pdf

Literaturverzeichnis

Deutsche Forschungsgemeinschaft e.V. (DFG) (2019, September). *„Sicherung guter wissenschaftlicher Praxis". Kodex.* https://www.dfg.de/download/pdf/foerderung/rechtliche_rahmenbedingungen/gute_wissenschaftliche_praxis/kodex_gwp.pdf

Deutsche Gesellschaft für Allgemeinmedizin und Familienmedizin e.V. (DEGAM) (2017). Multimorbidität. S3-Leitlinie. AWMF-Register-Nr. 053–047 DEGAM-Leitlinie Nr. 20. Berlin. https://register.awmf.org/assets/guidelines/053-047l_S3_Multimorbiditaet_2018-01.pdf

Deutsche Gesellschaft für Geriatrie (DGG) (o.J.). Was ist Geriatrie. https://www.dggeriatrie.de/ueber-uns/was-ist-geriatrie

Deutsche Gesellschaft für Pflegewissenschaft e.V. (DGP) (2016, Dezember). *„Ethikkodex Pflegeforschung der Deutschen Gesellschaft für Pflegewissenschaft".* https://dg-pflegewissenschaft.de/wp-content/uploads/2017/05/Ethikkodex-Pflegeforschung-DGP-Logo-2017-05-25.pdf

Deutsches Krankenhaus Institut (DKI) (2022, 16. Sept.). *Umsetzungsstand der Nationalen Demenzstrategie in deutschen Krankenhäusern. Gutachten des Deutschen Krankenhausinstituts für die Deutsche Krankenhausgesellschaft.* https://www.dki.de/sites/default/files/2023-02/2022-09-16_DKI-Projektbericht_Demenzstrategie_Final_1.pdf

Digby, R., Lee, S., & Williams, A. (2017). The experience of people with dementia and nurses in hospital: an integrative review. *Journal of clinical nursing, 26* (9–10), (S. 1152–1171). https://doi.org/10.1111/jocn.13429

Döring, N. & Bortz, J. (2016). *Forschungsmethoden und Evaluation in den Sozial- und Humanwissenschaften.* 5. vollständig überarbeitete, aktualisierte und erweiterte Auflage, Springer.

Dresing, T., & Pehl, T. (2018). *Praxisbuch Interview, Transkription & Analyse. Anleitungen und Regelsysteme für qualitativ Forschende* (8. Aufl.). Marburg. https://www.audiotranskription.de/ downloads#Praxisbuch

Equator-Network (2023, Mai, 26.) *Enhancing the Quality and Transparency of health Research.* www. equator-network.org

Feuchtinger, J. & Weidlich, S. (2023). *Advanced Practice Nursing in der klinischen Pflegepraxis.* Kohlhammer.

Fougère, B., Lagourdette, C., Abele, P., Resnick, B., Rantz, M., Kam Yuk Lai, C., Chen, Q., Moyle, W., Vellas, B., & Morley, J. E. (2018). Involvement of Advanced Practice Nurse in the Management of Geriatric Conditions: Examples from Different Countries. *The journal of nutrition, health & aging, 22*(4), (p. 463–470). https://doi.org/10.1007/s12603-018-1008-6

Fischer, R. (2013). Berufliche Identität als Dimension beruflicher Kompetenz. Entwicklungsverlauf und Einflussfaktoren in der Gesundheits- und Krankenpflege. Bielefeld https://doi.org/10.3278/6004350w

Flick, U. (2018). Gütekriterien qualitativer Sozialforschung. In: N. Baur & J. Blasius (Hrsg.), *Handbuch Methoden der empirischen Sozialforschung,* (S. 473–487). Springer. https://doi.org/10.1007/978-3-658-21308-4_33

Flick, U. (2020). Gütekriterien qualitativer Forschung. In: G. Mey & K. Mruck. *Handbuch Qualitative Forschung in der Psychologie.* Band 2 Design und Verfahren. 2. Auflage. VS, Verlag f Sozialwiss. (S. 247 – 263). https://doi.org/10.1007/978-3-658-26887-9

Fringer, A. & Schrems, B. (2018). Qualitative Designs. In: H. Brandenburg, E.-M. Panfil, H. Mayer, B. Schrems (Hrsg.) *Pflegewissenschaft 2. Lehr- und Arbeitsbuch zur Einführung in die Methoden der Pflegeforschung*, 3. vollständig überarbeitete und erweiterte Auflage, S. 73–92. Hogrefe

Grubner, M. & Bothner, C. (2023). Ökonomische Betrachtung des Einsatzes von akademischen Pflegefachpersonen und Advanced Nursing Practice (ANP) aus der Perspektive der Geschäftsführung der RKU – Universitäts- und Rehabilitationskliniken Ulm gGmbH. In: J. Feuchtinger & S. Weidlich. *Advanced Practice Nursing in der klinischen Pflegepraxis*. Kohlhammer.

Hamric, A.B. & Tracy, M.F. (2019). A Definition of Advanced Practice Nursing. In M.F. Tracy & E.T. O´Grady (Eds.), *Hamric and Hansons´s Advanced Practice Nursing. An integrative Approach*. (p. 61–79). Elsevier.

Helfferich, C. (2009). Die Qualität qualitativer Daten. Manual für die Durchführung qualitativer Interviews. 3. Auflage. VS-Verlag.

Heuckeroth L. & Schmeer R. (2018). Schritt für Schritt. Implementierung einer APN auf Station. *Pflegezeitschrift*, 71. (S. 58–60). https://doi.org/10.1007/s41906-018-0507-8

International Council of Nurses (ICN) (2020). *Guidelines on Advanced Practice Nursing*. https://www.icn.ch/system/files/documents/2020-04/ICN_APN%20Report_EN_WEB.pdf

Interprofessional Education Collaborative (IPEC) (2016). *Core Competencies for Interprofessional Collaborative Practice: 2016 Update*. https://ipec.memberclicks.net/assets/2016-Update.pdf

Isfort, M., Klostermann, J., Gehlen, D. & Siegling, B. (2014). *Pflege-Thermometer 2014. Eine bundesweite Befragung von leitenden Pflegekräften zur Pflege und Patientenversorgung von Menschen mit Demenz im Krankenhaus*. Deutsches Institut für angewandte Pflegeforschung e.V. (dip), Köln. https://www.dip.de/fileadmin/data/pdf/material/Pflege-Thermometer_2014.pdf

Janssen, M., Sagasser, M.H., Laro, E.A.M. et al. (2017). Learning intraprofessional collaboration by participating in a consultation programme: what and how did primary and secondary care trainees learn? *BMC Med Educ*17, 125. https://doi.org/10.1186/s12909-017-0961-9

Josi, R., Bianchi, M. & Brandt, S.K. (2020). Advanced practice nurses in primary care in Switzerland: an analysis of interprofessional collaboration. *BMC Nurs* 19, 1. https://doi.org/10.1186/s12912-019-0393-4

Koloff, A.K. (2021). Advanced Nursing Practice: Anspruch und Wirklichkeit. *Pflegezeitschrift* 74, (p. 60–63). https://doi.org/10.1007/s41906-021-1082-y

Kusi-Appiah, E., Dahlke, S., Stahlke, S., & Hunter, K. F. (2019). Acute care nursing team members' perceptions of roles: Their own and each other's. *Journal of nursing management*, 27(8), (p. 1784–1790). https://doi.org/10.1111/jonm.12877

Lockwood, E. B., Lehwaldt, D., Sweeney, M. R., & Matthews, A. (2022). An exploration of the levels of clinical autonomy of advanced nurse practitioners: A narrative literature review. *International journal of nursing practice*, 28(1), e12978. https://doi.org/10.1111/ijn.12978

Mahler, C., Gutmann, T., Kartens, S. & Joos, S. (2014). Terminology for interprofessional collaboration: Definition and current practice. *GMS Zeitschrift für medizinische Ausbildung*. 31. Doc40. 103205/zma000932.

Mason, M. (2010). Sample Size and Saturation in PhD Studies Using Qualitative Interviews. *Forum Qualitative Sozialforschung Forum: Qualitative Social Research, 11*(3). https://doi.org/10.17169/fqs-11.3.1428

Mayer, H. (2015). *Pflegeforschung anwenden. Elemente und Basiswissen für das Studium. 4. Vollständig überarbeitete Auflage.* Facultas

Mertens, A., Overberg, J., Röbken, H., Deppermann, J., Gockel, J., Heckroth, A., Schnittger, T., Wiedermann, F. & Kadmon, M. (2019). Die Akademisierung der Pflege aus Sicht der Pflegekräfte: eine Querschnittstudien in Krankenhäusern im Nordwesten Deutschlands. *Pflege* 32. (S.17–29). https://doi.org/10.1024/1012-5302/a000650.

Mey, G. & Mruck, K. (2020a). Qualitative Interviews. In: G. Mey & K. Mruck. *Handbuch Qualitative Forschung in der Psychologie.* Band 2 Design und Verfahren. 2. Auflage. Wiesbaden: VS, Verlag f Sozialwiss. (S. 315–336). https://doi.org/10.1007/978-3-658-26887-9

Mey, G. & Mruck, K. (2020b). Grounded-Theory-Methodologie. In: G. Mey & K. Mruck. *Handbuch Qualitative Forschung in der Psychologie.* Band 2 Design und Verfahren. 2. Auflage. Wiesbaden: VS, Verlag f Sozialwiss. (S. 315–336). https://doi.org/10.1007/978-3-658-26887-9

McDonnell, A., Goodwin, E., Kennedy, F., Hawley, K., Gerrish, K., & Smith, C. (2015). An evaluation of the implementation of Advanced Nurse Practitioner (ANP) roles in an acute hospital setting. *Journal of advanced nursing, 71*(4), (p. 789–799). https://doi.org/10.1111/jan.12558

Morse J. M. (1998). The contracted relationship: ensuring protection of anonymity and confidentiality. Qualitative health research, 8(3), (p. 301–303). https://doi.org/10.1177/104973239800800301

Müller-Fröhlich, C.M., Jobst, S. & Kugler, C. (2023). APN-Entwicklung aus einer universitären Sicht. In: J. Feuchtinger & S. Weidlich (Eds.) *Advanced Practice Nursing in der klinischen Pflegepraxis.* (S.103–106). Kohlhammer.

Müller, K. S., Strunck-Richter, G. & Denninger, N.-E. (2022). Rollen und Aufgaben einer Advanced Practice Nurse (APN): Ein Rapid Review, Supplement III, *Pflegewissenschaft,* 1, (24), hpsmedia.

Neubart, R. (2018). Der geriatrische Patient. In: R. Neubart, (Eds) *Repetitorium Geriatrie.* (S.10–15). Springer, Berlin, Heidelberg. https://doi.org/10.1007/978-3-662-56479-0_3

Neubart, R., Frohnhofen,H., Schröer,W., Neubart, S. & Schlitzer, J. (2018). Geriatrische Syndrome. In: R. Neubart, (Eds) *Repetitorium Geriatrie.* (S. 163–228). Springer, Berlin, Heidelberg. https://doi.org/10.1007/978-3-662-56479-0_3

Petri L. (2010). Concept analysis of interdisciplinary collaboration. *Nursing forum, 45*(2), 73–82. https://doi.org/10.1111/j.1744-6198.2010.00167.x

Polit, D. F. & Beck, C. T. (2018). *Essentials of nursing research. Appraising evidence for nursimg practice* (9. ed.) Wolters Kluwer Health.

Radtke, R. (24.01.2022). *Bedarf an Pflegekräften in Deutschland bis 2035.* Statista. https://de.statista.com/statistik/daten/studie/172651/umfrage/bedarf-an-pflegekraeften-2025/

Reeves, S., Perrier, L., Goldman, J., Freeth, D., & Zwarenstein, M. (2013). Interprofessional education: effects on professional practice and healthcare outcomes (update). *The Cochrane database of systematic reviews, 2013*(3), CD002213. https://doi.org/10.1002/14651858.CD002213.pub3

Reeves S., Pelone, F., Harrison, R., Goldman, J. & Zwarenstein, M. (2017). Interprofessional collaboration to improve professional practice and healthcare outcomes. *The Cochrane database of systematic Reviews* 6, CD000072. https://doi.org/10.1002/14651858.CD000072.pub3

Regierungskommission für eine moderne und bedarfsgerechte Krankenhausversorgung (2023). *Reform der Notfall- und Akutversorgung in Deutschland Integrierte Notfallzentren und Integrierte Leitstellen. Vierte Stellungnahme und Empfehlung der Regierungskommission für eine moderne und bedarfsgerechte Krankenhausversorgung.* Bundesministerium für Gesundheit (BMG), Berlin. https://www.bundesgesundheitsministerium.de/fileadmin/Dateien/3_Downloads/K/Krankenhausreform/Vierte_Stellungnahme_Regierungskommission_Notfall_ILS_und_INZ.pdf

Riedel, A. & Lehmeyer, S. (2021). Forschungsethische Reflexion und (exemplarische) Ethikantragstellung im Pflege- und Gesundheitswesen – Chance für das Forschungsvorhaben und Erfordernis im Forschungsprozess, In: Annette Riedel, Sonja Lehmeyer (Hrsg.). *Ethik im Gesundheitswesen*, Springer Reference Pflege – Therapie – Gesundheit, doi.org/ https://doi.org/10.1007/978-3-662-58685-3_70-1

Rixe, J. , Löhr, M. & Schulz, M. (2017). Konsequenzen der Akademisierung in der Pflege. *Monitor Pflege*. 3. (S. 26–29).

Robert Bosch Stiftung GmbH (RBS) (2018). *Mit Eliten pflegen Für eine exzellente, zukunftsfähige Gesundheitsversorgung in Deutschland. Manifest.* https://www.bosch-stiftung.de/sites/default/files/publications/pdf/2018-02/RBS_Broschuere_360Grad_Pflege_Manifest_WEB_ES.pdf

Schnell M.W., Dunger C. (2018). *Forschungsethik. Informieren – reflektieren – anwenden.* 2. Vollständig überarbeitete und ergänzte Auflage, Hogrefe. https://doi.org/10.1024/85850-000

Schubert, M., Schurch, R., Boettger, S., Garcia Nueez, D., Schwarz, U., Bettex, D., Jenewein, J., Bogdanovic, J., Staehli, M. L., Spirig, R., & Rudiger, A. (2018). A hospital-wide evaluation of delirium prevalence and outcomes in acute care patients – a cohort study. *BMC Health Services Research*, 18(1). https://link.gale.com/apps/doc/A547059432/AONE?u=freiburg&sid=ebsco&xid=df410225

Seger, W. & Gaertner, T. (2020). Multimorbidität: Eine besondere Herausforderung. *Deutsches Ärzteblatt.* 117(44): A-2092-/-B-1780. https://www.aerzteblatt.de/archiv/216462/Multimorbiditaet-Eine-besondere-Herausforderung

Schrems, B. (2017). Vulnerabilität im Kontext der Pflegeforschung. Ein Essay. *Pflege & Gesellschaft* 22. (S.308–321)

Sieber, C.C. (2007). Der ältere Patient? – wer ist das? *Internist* 11(48), 1190–1194. https://doi.org/10.1007/s00108-007-1945-3

Statistisches Bundesamt. (2021, November, 3). *Eckdaten der Krankenhauspatientinnen und -patienten. Krankenhäuser.* https://www.destatis.de/DE/Themen/Gesellschaft-Umwelt/Gesundheit/Krankenhaeuser/Tabellen/entlassene-patienten-eckdaten.html

Steinke, I. (2010). Gütekriterien qualitativer Forschung. In: Flick, U. /Kardorff, E., von Steinke, I. (Hrsg.): *Qualitative Forschung. Ein Handbuch.* 8. Aufl., S. 319–331, Reinbek bei Hamburg: rowohlts enzyklopädie im Rowohlt Taschenbuch Verlag.

Stephanow, V. (2019). Implementierung von Pflegeexpert/innen APN in deutschen Krankenhäusern: Chancen & Herausforderungen. Bedarfsanalyse aus der Perspektive von

Pflegedirektor/innen. *Pädagogik der Gesundheitsberufe.* 3 (6). (p.214–226). hps-media. 10293.000/30000–1713

Stiefler, S., Dunker, E., Schmidt, A., Friedrich, A.-C., Donath, C. & Wolf-Ostermann, K. (2022). Krankenhauseinweisungsgründe für Menschen mit Demenz – ein Scoping-Review. *Zeitschrift für Gerontologie und Geriatrie,* 1–6.

Strauss, A., & Corbin, J. M. (1990). *Basics of qualitative research: Grounded theory procedures and techniques.* Sage Publications.

Strauss, A., & Corbin, J. M. (1996). *Grounded Theory: Grundlagen qualitativer Sozialforschung.* Weinheim: Beltz Psychologie VerlagsUnion.

Strübing, J. (2021). *Grounded Theory, Qualitative Sozialforschung. Zur sozialtheoretischen und epistemologischen Fundierung eines pragmatistischen Forschungsstils.* 4. Auflage, Springer. https://doi.org/10.1007/978-3-658-24425-5_2

Tajfel, H., & Turner, J. C. (2004). The Social Identity Theory of Intergroup Behavior. In J. T. Jost & J. Sidanius (Eds.), *Political psychology:* Key readings (p. 276–293). Psychology Press. https://doi.org/10.4324/9780203505984-16

Thompson, W., & McNamara, M. (2022). Constructing the advanced nurse practitioner identity in the healthcare system: A discourse analysis. Journal of advanced nursing, 78(3), 834–846. https://doi.org/10.1111/jan.15068

Thornlow, D. K., Auerhahn, C., & Stanley, J. (2006). A necessity not a luxury: preparing advanced practice nurses to care for older adults. *Journal of professional nursing: official journal of the American Association of Colleges of Nursing,* 22(2), 116–122. https://doi.org/10.1016/j.profnurs.2006.01.015

Tong A., Sainsbury P. & Craig J. (2007) Consolidated criteria for reporting qualitative research (COREQ): a 32-item checklist for interviews and focus groups. *Int J Qual Health Care,* 19(6). (p. 349–357).

Torrens, C., Campbell, P., Hoskins, G., Strachan, H., Wells, M., Cunningham, M., Bottone, H., Polson, R., & Maxwell, M. (2020). Barriers and facilitators to the implementation of the advanced nurse practitioner role in primary care settings: A scoping review. *International journal of nursing studies,* 104, 103443. https://doi.org/10.1016/j.ijnurstu.2019.103443

Tracy, M.F. & O´Grady E. T. (2019). *Hamric and Hansons´s Advanced Practice Nursing. An integrative Approach.* Elsevier.

Truschkat, I., Kaiser, M. & Reinartz, V. (2005). Forschen nach Rezept? Anregungen zum praktischen Umgang mit der Grounded Theory in Qualifikationsarbeiten. *Forum Qualitative Sozialforschung* 6(2), Art. 22, http://nbnresolving.de/urn:nbn:de:0114-fqs0502221.

Ullmann, P., Fajardo, A., Freyer, S., Lehwaldt, D., Pelz, S., Prommersberger, M., Schmitt, A., Centgraf, D., Hussing, M., Rafler, H., Schweiger, J. (2022). *Thesenpapier. Empfehlungen. Für den Einsatz von Advanced Practice Nurses.* https://www.bv-pflegemanagement.de/arbeitsgruppen.html

Von der Lühe, V., Roos, M., Peter, S., Scholten, N., Köpke, S. & Dichter, M.N. (2022, 01.-03. September). *Rollen und Aufgaben von Pflegeexpert*innen zur Versorgung von Menschen mit kognitiven Beeinträchtigungen im Akutkrankenhaus – ein Systematisches Review.* Poster 23. Jahrestagung des EbM-Netzwerks 2022, Lübeck, Deutschland. https://www.enrole-acute.uni-koeln.de/wp-content/uploads/2022/09/20220902_EbM_Kongress_ENROLE_Rollen_Aufgaben-2.pdf

Weidner, F. & Schubert, C. (2022). *Die erweiterte pflegerische Versorgungspraxis. Abschlussbericht der begleitenden Reflexion zum Förderprogramm „360° Pflege – Qualifikationsmix für Patient:innen – in der Praxis"*. Deutsches Institut für angewandte Pflegeforschung e.V. (DIP) im Auftrag der Robert Bosch Stiftung GmbH. https://www.bosch-stiftung.de/sites/default/files/publications/pdf/2022-06/Abschlussbericht_360Grad%20Pflege_Qualifikationsmix.pdf

World Health Professional Alliance (WHPA) (2019, May) *WHPA Statement on Interprofessional Collaborative Practice*. https://www.whpa.org/news-resources/statements/whpa-statement-interprofessional-collaborative-practice

Wissenschaftsrat (2012). *Empfehlungen zu hochschulischen Qualifikationen für das Gesundheitswesen*. Köln. https://www.wissenschaftsrat.de/download/archiv/2411-12.html

Wissenschaftsrat (2022). *HQGplus-Studie zu Hochschulischen Qualifikationen für das Gesundheitssystem – Update Quantitative und qualitative Erhebungen der Situation in Studium, Lehre, Forschung und Versorgung*. https://www.wissenschaftsrat.de/download/2022/9541-22.pdf?__blob=publicationFile&v=15

Woo, B. F. Y., Lee, J. X. Y., & Tam, W. W. S. (2017). The impact of the advanced practice nursing role on quality of care, clinical outcomes, patient satisfaction, and cost in the emergency and critical care settings: a systematic review. *Human resources for health, 15*(1), 63. https://doi.org/10.1186/s12960-017-0237-9

World Health Organization (WHO) (2010). *Framework for Action on Interprofessional Education & Collaborative Practice*. https://www.who.int/publications/i/item/framework-for-action-on-interprofessional-education-collaborative-practice

World Health Organization (WHO) (2016). *Weltbericht über Altern und Gesundheit. Zusammenfassung*. https://apps.who.int/iris/bitstream/handle/10665/186468/WHO_FWC_ALC_15.01_ger.pdf?sequence=20

World Medical Association (WMA) (2013). *WMA Deklaration von Helsinki – Ethische Grundsätze für die medizinische Forschung am Menschen*, Fortaleza. https://www.wma.net/what-we-do/medical-ethics/declaration-of-helsinki

Zenani, N., Sehularo, L., Gause, G. & Chukwuere, P. (2023). The contribution of interprofessional education in developing competent undergraduate nursing students:integrative literature. *BMC Nursing*. 22. https://doi.org/10.1186/s12912-023-01482-8

Zúñiga, F., Wicki, R., Staudacher, S. & Basinska, K. (2022). Wie Pflegeexpert_innen in Deutschschweizer Pflegeheimen ihre Rollenentwicklung gestalten. Eine qualitative Sekundärdatenanalyse. *Pflege*. 35 (6), (S. 337–343). Hogrefe. https://doi.org/10.1024/1012-5302/a0

SPRINGER NATURE

GPSR Compliance

The European Union's (EU) General Product Safety Regulation (GPSR) is a set of rules that requires consumer products to be safe and our obligations to ensure this.

If you have any concerns about our products, you can contact us on ProductSafety@springernature.com

In case Publisher is established outside the EU, the EU authorized representative is:

Springer Nature Customer Service Center GmbH
Europaplatz 3
69115 Heidelberg, Germany

The manufacturer's authorised representative in the EU is Springer Nature Customer Service Centre GmbH, Europaplatz 3, 69115 Heidelberg, Germany. If you have any concerns regarding our products, please contact ProductSafety@springernature.com

Printed and bound by CPI Group (UK) Ltd, Croydon, CR0 4YY

26/03/2026

02078963-0003